基于西藏地区环境大数据的健康特征分析与空间模型

查欣洁　田原　编著

U0233052

电子工业出版社·

Publishing House of Electronics Industry

北京·**BEIJING**

内 容 简 介

生态文明建设与生态环境保护，已被我国作为社会可持续发展的重要基础。西藏自治区作为地球上最独特的地质—地理—生态—环境单元——青藏高原的主体，是全球变化的"敏感区"，也是开展地球与生命演化、圈层相互作用及人地关系研究的天然实验室。随着人口增长、社会经济发展和科技进步，人类活动对地球生态环境的影响越来越强烈，西藏自治区也在国家生态安全屏障保护与建设中占有越来越重要的地位。由于特殊的地理位置，复杂的自然环境、地质背景和气候条件，使高原生态环境敏感且极其脆弱，环境本底十分复杂，资源环境开发利用的生态阈值较低，资源环境承载能力极为有限。因此，通过利用空间模型探索生态环境因子与人类健康间的关系，可以发掘出生态环境数据更大的价值，为当地政府制定人口管理和易地搬迁等相关政策提供科学依据。

图书在版编目（CIP）数据

基于西藏地区环境大数据的健康特征分析与空间模型 /
查欣洁，田原编著. -- 北京 ：电子工业出版社，2024.

9. -- ISBN 978-7-121-48997-6

Ⅰ. R339.5

中国国家版本馆CIP数据核字第2024M024Q0号

责任编辑：缪晓红
印　　刷：北京虎彩文化传播有限公司
装　　订：北京虎彩文化传播有限公司
出版发行：电子工业出版社
　　　　　北京市海淀区万寿路 173 信箱　　邮编：100036
开　　本：720×1 000　1/16　印张：19.25　字数：308 千字
版　　次：2024 年 9 月第 1 版
印　　次：2024 年 9 月第 1 次印刷
定　　价：98.00 元

前　言

西藏地区，作为世界上地理环境最独特、生态系统最脆弱的地区之一，其生态环境与当地居民的健康息息相关。长期以来，受限于自然环境和经济发展的制约，西藏地区的公共卫生状况一直是全国最为关注的焦点之一。随着现代科学技术的发展，特别是大数据技术的广泛应用，我们能够更深入地揭示西藏地区环境因素对居民健康的影响，为区域健康风险评估和防治措施的制定提供科学依据。

本书正是在这一背景下应运而生，本书系统地探讨了西藏地区环境因素与健康特征之间的复杂关系，涵盖了三大核心内容：西藏人口平均预期寿命（以下简称：人均预期寿命）环境影响因子分析、西藏典型区大骨节病患病风险因子定量分析，以及西藏典型区环境介质中微量元素的影响因素分析及来源解析。本书的编写，旨在通过环境大数据分析与空间建模，揭示西藏地区独特环境下的健康风险特征，并为公共卫生政策的制定提供参考依据。

人均预期寿命是衡量一个地区公共卫生水平的重要指标，也是评估区域社会经济发展和环境质量的重要参考。本书通过对西藏地区人均预期寿命的时间序列数据和空间分布数据进行分析，探讨了不同环境因子对人均预期寿命的影响。研究发现，气候条件、海拔、水资源状况等环境因素对西藏地区人均预期寿命具有显著影响。

本书通过环境大数据与多元统计分析方法，建立了预期寿命与环境因子之间的定量关系模型，揭示了哪些环境因子在多大程度上影响西藏地区的健康状况，尤其是对气候变化、元素污染等全球性环境问题在西藏地区的具体影响进行了深入剖析，为提升西藏地区的公共卫生水平提供了科学依据。

大骨节病作为一种地方性疾病，长期以来困扰着西藏地区的部分居民。该病的发生与环境、饮食及遗传等多种因素密切相关。近年来，随着研究的深入，人们越来越认识到环境因子在大骨节病发病机制中的重要作用。

本书基于大规模的流行病学调查数据和环境监测数据，通过统计模型和空间分析方法，识别并量化了与大骨节病相关的环境风险因子。这些因子包括水、土壤、粮食，以及人体指甲、头发中某些微量元素的含量，水体污染情况，还有居民饮用水的水质等。研究表明，某些地区的土壤和水体中存在的特定元素与大骨节病的高发病率呈现出显著的相关性。

通过对这些风险因子的定量分析，本书为大骨节病的预防和控制提供了科学依据，并建议在高风险地区进行有针对性的干预措施，如改善水质、调整居民膳食结构等，以降低大骨节病的发病率。

微量元素在环境介质中的分布及其来源直接关系到区域生态健康和居民的生活质量。西藏地区由于其特殊的地质条件和环境背景，微量元素的分布特征和来源复杂多样，对当地生态系统和人类健康产生了深远影响。

本书通过采集西藏典型区的土壤、水、粮食等环境介质样品，结合大数据分析技术，详细分析了微量元素的空间分布特征、来源及其对健康的潜在影响。研究发现，西藏地区的微量元素来源主要包括地质源、人为源和环境源。这些因素共同作用，导致不同区域的微量元素浓度和类型存在显著差异。

此外，本书还探讨了微量元素在环境介质中的迁移转化机制及其影响因素，如气候条件、土地利用类型等对微量元素分布的影响。通过构建微量元素迁移模型和风险评估模型，本书为西藏地区的环境保护和健康风险管理提供了科学支持。

本书通过系统的环境大数据分析和空间建模，深入探讨了西藏地区环境因素对居民健康的复杂影响。书中所采用的多学科交叉研究方法，不仅为西藏地区的公共卫生研究提供了新的视角和方法，也为其他类似地区的健康风险评估和管理提供了有益的借鉴。

本书的出版得到了西安财经大学博士科研启动经费［中国（西安）丝绸之路研究院优秀青年岗位］、陕西省自然科学基础研究计划项目（2024JC-YBQN-0261）、西藏自治区科技计划项目揭榜挂帅专项（JBGS2023000015）、国家自然科学基金青年基金项目（42207515）的资助。本书的编写得到了众多专家学者和研究人员的支持与帮助。在此，我们向所有参与本书编写工作的同仁表示衷心的感谢！还要感谢研究生安佳璐、邓丽媛、杨怡卓、王怡、赵文雅和邸晋对本书内容做出的贡献。感谢你们的辛勤劳动和无私奉献，使本书得以顺利完成。同时，我们也向所有关心和支持本书出版的读者朋友表示诚挚的谢意！

希望本书的出版，能够为西藏地区乃至更广泛区域的环境与健康研究提供有益的参考，推动环境大数据在健康领域的应用与发展，为实现可持续发展和全民健康做出贡献。

由于作者水平有限，书中不妥之处在所难免，恳请广大读者批评指正。

目　录

扫码可查看本书部分彩图

第 1 章

绪　论

1.1 研究背景及意义

　　生态文明建设与生态环境保护，已被我国作为社会可持续发展的重要基础。"聚焦人类健康和发展环境"是我国科学研究的挑战性课题，也是新时代科技创新的重要方向。表生环境中微量元素的污染问题对人类健康有重要的影响，是近年来生态环境保护、人工智能应用及空间统计学交叉研究的热点之一。《健康中国行动（2019—2030 年）》提出，"逐步建立环境与健康的调查、监测和风险评估制度。加强与群众健康密切相关的饮用水、空气、土壤等环境健康影响监测与评价，开展环境污染与疾病关系、健康风险预警以及防护干预研究"。《"十四五"国民健康规划》提出，"完善环境健康风险评估技术方法、监测体系和标准体系，逐步建立国家环境与健康监测、调查和风险评估制度"。

　　目前，我国社会的主要矛盾已转化为人民日益增长的美好生活需要和不平衡不充分的发展之间的矛盾。在当前阶段，人们不再仅满足于基本的温饱需求，而是开始更加注重提升生活质量和延长自身的寿命。人均预期寿命是世界上通用的衡量一个国家或地区现阶段经济社会发展水平及医疗卫生服务水平的综合指标，也是计算人口生活质量指数（PQLI）、人类发展指数（HDI）的基础。我国的"十二五"规划和"十三五"规划中也将人均预期寿命作为一个对社会发展有着重要预期性的指标。《"健康中国2030"规划纲要》提出，2030年要实现把我国人均预期寿命水平提高到79岁的目标。

西藏自治区作为地球上最独特的地质—地理—生态—环境单元——青藏高原的主体，是全球变化的"敏感区"，也是开展地球与生命演化、圈层相互作用及人地关系研究的天然实验室。随着人口增长、社会经济发展和科技进步，人类活动对地球生态环境的影响越来越强烈，西藏自治区也在国家生态安全屏障保护与建设中占有越来越重要的地位。特殊的地理位置，复杂的自然环境、地质背景和气候条件，使高原生态环境敏感且极其脆弱，环境本底十分复杂，资源环境开发利用的生态阈值较低，资源环境承载能力极为有限。西藏自治区的人均预期寿命一直低于全国平均水平，而预期寿命的高低和社会经济发展水平、受教育水平、医疗服务条件、年龄结构、死亡率等有着很大的关系。

科技进步是国家强盛的驱动力，而科学数据是科技进步的基础。目前，科学数据呈几何增长趋势，推动各领域的科学研究和各环节进入前所未有的大数据时代。一个地区的研究和技术服务水平将越来越依赖于其在数据方面的优势，以及将数据转化为信息和知识的能力。长期以来，随着计算机技术的发展、信息化进程的推进、分析方法的创新、监测手段和设备的完善等，科研人员在科学实践中进行了大量的研究和观测，海量数据不断涌现。目前在我国，尤其在西藏地区，生态环境数据管理在体制机制、基础设施和系统建设上具有分散性，生态环境数据多是以互不关联、互不共享的应用"烟囱"和数据"孤岛"形式存在的，数据存在冗余，并且信息不对等、不流通等导致了大量有价值的数据资源难以发挥效用，业务协作和信息资源开发利用水平低，综合支持和公共服务能力弱。同时，跨领域、跨部门的应用研究较少，并没有形成成熟的生态环境数据系统体系。

因此，本文在西藏地区生态环境、普查数据的基础上，基于修正的健康风险评估模型、地统计模型、PMF 模型、随机森林模型，运用多元线性回归分析、熵值法、生命表法等，构建西藏地区生态环境数据平台，综合评估生态环境因子与人类健康的关系，分析重金属污染的来源，并进行风险预测，发掘生态环境数据更大的价值，为当地政策措施制定、人口迁移方向、基本公共卫生服务、环境污染防治及风险预警等提供理论支撑。

1.2 国内外研究进展及趋势

1.2.1 数据平台研究现状

综合分析多源、海量数据已经在计算机技术发展及学科深入研究的推进下成为趋势。同时，数据标准不统一等客观原因及相关部门"数据保护"的主观原因形成了"数据孤岛"。越来越多的国内外专家学者致力于解决数据集成与共享问题并取得了一定的成果。

在生态信息学领域，为了有效地收集和管理生态信息，世界各地已经开发了各种生态数据平台。在美国，联邦、州、地方和部落政府在水质监测方面投入了大量资金；而且，许多数据集已存放在政府数据存储库中，如美国地质勘探局国家水信息系统（NWIS）、美国环保署存储和检索（STORET）数据库。尽管这些系统中有大量的水质记录，但这些数据库目前不允许我们在大范围内研究湖泊水质。Soranno 等人（2017）创建了一个名为 LAGOS-NE 的数据库，解决了生态背景数据缺乏的问题。在韩国,由于缺乏设计良好的信息基础设施,不同研究机构以不同目的制作的生态数据集没有得到整合,为了解决这一障碍,Kim 等人(2021)创建了 EcoBank,这是一个开放的、基于网络的生态数据库平台,它接入了 3 个不同来源的海量生态数据集,以寻求韩国生态问题的可能解决方案。

在我国,大数据战略已上升为国家基本战略,"十三五"规划纲要明确提出,实施国家大数据战略,把大数据作为基础性战略资源,全面实施促进大数据发展行动,加快推动数据资源共享开放和开发应用,助力产业转型升级和社会治理创新。在国家战略支持下,近年来,大数据已经在环境、气象、交通、医疗、通信等领域得到了有效应用,尤其在生态环境领域,大数据已逐步发挥出明显的效果。2011 年,为促进中国—东盟的海洋综合管理和公益性服务等领域的双边或多边合作,中国—东盟海洋环境大数据服务平台建成,该平台实现了数据服务、产品服务、大数据可视化、大数据技术研究、新闻动态等门户系统功能,以及综合信息发布、系统管理等平台管理功能(杨锦坤 等,2018)。2017 年,四川省构建了环保云平台,通过建设同城灾备中心和异地中心来保证数据资源中心系统和数据的安全,从而实现服务全省 21 个市(州)及 183 个县(市、区)的四川省环境大数据环保云战略目标(尹嘉奇,2017)。2018 年,内蒙古自治区环境保护厅建立了大数据管理平台,实现了乌海及其周边地区生态环境大数据分析、自行监测数据可靠性评估、电力行业分析应用等面向区域、流域、行业的污染治理(赵春胜 等,2018)。2019 年,陕西省测绘地理信息局构建了时空大数据资源体系,完成了海量数据资源的组织管理、混合存储、云平台构建等(杨宏山 等,2019)。2020 年,新疆维吾尔自治区生态环境厅依托云平台建设了生态环境大数据平台项目,整合大气环境、水环境、土壤环境、核与辐射监测数据,以及污染源企业、排污许可证、机动车尾气检测、环境执法、环评审批、危废固废等环境监管业务数据，初步实现了全自治区生态环境的数据集成与数据资源交换共享，并基于 GIS 系统、分析决策展示系统提供了大气环境相关专题数据的可视化展示与数据分析应用平台，借助海量数据处理能力、大数据分析模型，进行多维度、跨业务域、分层次的深度分析应用，为各级管理者提供全面、及时、精准、有效的辅助决策应用支撑服务（任裕林，2022）。

内蒙古自治区生态环境大数据平台经过多年建设，已具备数据资源目录管理、数据治理服务、数据监控管理等功能，形成了"一纵一横"的生态环境监测数据动态采集汇聚架构，纵向归集部、自治区、盟市、旗县及相关企业等生态环境部门内部数据，横向整合其他委办厅局及互联网数据；建立包括环境质量、自然生态、污染源、核与辐射、环境风险与应急、环境政策法规标准、环保科技与产业、政务信息、环境保护相关信息 9 大类、264 小项的环境数据资源目录体系；完成 22 类污染源数据的治理，包括固定源编码等 13 个主数据；完成 22 类污染源业务数据的匹配关联；形成20955 家的固定源企业名录库，采集汇聚近 21.5 亿条数据，数据存储量约27TB（全鑫 等，2022）。

1.2.2　人均预期寿命影响因素研究

人均预期寿命的高低会受到多种因素的影响，不仅包括自然地理因素，还包括社会经济因素，涉及当地的生活环境、自然资源禀赋，以及医疗服务水平、人均受教育水平等，而且人们不同的饮食习惯、生活方式和遗传疾病等，都能够在一定程度上影响人均预期寿命（符宁 等，2020）。国内外专家学者针对不同影响因素对人均预期寿命的影响机制进行了细致的研究，并取得了一定的成果。收入水平或社会经济地位对人均预期寿命的影响尤为显著，Regidor 等人（2003）研究了西班牙地区收入不平等与人均预期寿命之间的关系。Kataoka 等人（2021）使用日本市政级区域剥夺指数（ADI）来衡量社会经济地位对人均预期寿命的影响情况，均得出社会经济因素和人均预期寿命之间存在显著正相关关系。吴燕等人（2011）依据分层随机抽样方法抽取苏州市老年人口进行调查，按照收入、教育、职业的不同划分社会经济地位，探究不同性别的老年人的人均预期寿命差异。已经有研究发现，与多维贫困测度相关的指标和人均预期寿命也存在种种联系。Meara 等人（2008）通过研究性别和教育水平对人均预期寿命的影响机制，得出教育水平差异的增大会导致人均预期寿命差异的增加。赵秀恒等人（2019）分析了河北省人均预期寿命的影响因素，得出人均预期寿命的提高与医疗、教育和经济发展水平关系密切。张爱莲等人（2014）对山西省人均预期寿命的研究中，认为经济和医疗卫生水平对人均预期寿命的影响最为显著。Chandirasekeran 等人（2022）通过整合《世界幸福报告》的数据，得出按国家分组的人均预期寿命和幸福之间有意义的关系，同时还考虑了死亡率、健康状况等其他因素。Wirayuda 等人（2023）采用回顾性、时间序列设计、最小二乘—结构方程建模（PLS-SEM）研究发现宏观经济（ME）（0.463，$p < 0.001$）与健康状况和资源（HSR）（0.595，$p < 0.001$）对人均预期寿命有显著的直接影响。高亚娟等人（2023）利用多元逐步线性回归，分析了我国 196 个城市的人均预期寿命，结果显示居民健康素养水平、国家卫生县城（乡镇）占比、人均地区生产总值、15 岁以上人群吸烟率、甲乙类传染病发病率是影响人均预期寿命的主要因素。

由于特殊的地理位置和外部环境的影响，西藏地区的人均预期寿命一直低于全国平均水平，近年来对于西藏地区人均预期寿命影响因素的研究也在不断增多。Zha 等人（2019）利用地理探测器算法，定量分析了 2010 年西藏地区人均预期寿命的影响因子及其交互影响，发现社会经济因素是主要影响因素，并给出了最适宜的居住类型或范围。

1.2.3 大骨节病研究现状

西藏地区是我国地方病高发区，其中碘缺乏病、大骨节病尤为严重，但是致病原因至今尚未明确，西藏地区迫切需要对区域环境特征和环境容量进行评价。大骨节病（KBD）是涉及生长软骨的地方性致残性骨关节病，主要分布在西伯利亚东南地区、朝鲜、我国华北地区和西藏的某些地区（Tan et al.，2002；Yamamuro，2001）。西藏地区目前仍旧是中国大骨节病病情最严重且最活跃的病区（中国地方病防治研究中心西藏大骨节病考察组，2000）。

随着医学水平的提高及各项综合预防措施的实施，大部分地方病得到了控制和消除。但目前对大骨节病的致病因素尚无统一的结论，一般认为大骨节病是一种由多种因素引起的疾病。近年来对大骨节病的环境因素研究包括环境缺硒、有机物中毒、粮食真菌毒素等。从自然环境因素来看，高海拔强辐射的自然环境、本底环境缺硒、饮水中含过量的溶解性有机质，是高寒牧区典型地方病的主要环境因素。龚弘强等人（2015）对昌都市的边坝县、洛隆县和八宿县的 26 个调查点进行了病情监测，监测指标包括成人临床检查、7～12 岁儿童的临床检查和右手 X 线拍片检查，发现昌都市仍为大骨节病重病区。王婧等人（2017）在昌都市选取八宿县和洛隆县，按病情严重程度匹配采集了饮用水、自然土壤（深度 0～20 cm）、表层耕作土壤（深度 0～20 cm）、青稞、糌粑、外购大米和面粉等环境样品，分析了样品硒含量及其与大骨节病病情的关系，结果表明八宿县和洛隆县外环境整体处于低硒水平，病情和当地环境因素关系密切，尤其是青稞和糌粑，病区居民对自产粮食的依赖是大骨节病持续活跃的重要原因。刘熙会（2022）通过统计发现，大骨节病区粮食、土壤和饮水均处于低硒状态，本底环境缺硒是大骨节病的重要致病因素。此外，他们对高寒牧区居民终端饮水及灰尘中溶解性有机质进行分析发现，昌都市 5 个病区（边坝县、洛隆县、八宿县、左贡县、芒康县）环境样品中溶解性有机质的相对含量明显高于拉萨市非病区。溶解性有机质会对机体造成损伤，破坏软骨细胞，导致大骨节病的发生。

1.2.4　表生环境中微量元素的污染特征及生态风险研究现状

表生环境（土壤、水和谷物等）中重金属的污染严重影响着生态环境、粮食安全和人类健康，并已成为一个全球性问题（Chen et al.，2015；Ding et al.，2013；Khan et al.，2015；Long et al.，2018；Tang et al.，2019）。与有机污染物不同，重金属及其化合物是不可降解的，可以在自然界中留存很长一段时间（Zhang F. et al.，2022）。全球主要河流和自然水源通常受到不同程度的微量元素污染，尤其孟加拉国、印度、泰国、越南等不发达国家，以及我国的内蒙古、山西、宁夏、西藏及青海等地区的水体（Garrick et al.，2014；Li L. et al.，2022；Liao et al.，2017；Rinklebe et al.，2019；Sun et al.，2018）。此外，有研究通过对比全球不同国家和地区土壤重金属浓度发现，较发达国家和地区土壤重金属浓度较低，发展中国家和地区土壤微量元素浓度较高（Huang et al.，2019；Ren et al.，2022）。我国土壤重金属污染情况不容乐观，国内超过 19.4%的耕地土壤主要被 As、Cd、Cr、Hg 和 Pb 等重金属污染，约 40%的受污染农业土壤中存在 Cr 和 As 污染（MEP，2014；Shan et al.，2021）。研究发现，许多农作物都受到了不同程度的重金属污染，如水稻中 Cd 严重超标引发"痛痛病"，水稻中 As 超标严重引发 As 中毒，小麦中 Cd 富集超标、青稞中 Se 缺乏导致大骨节病等（Ismičić-Tanjo et al.，2021；Satarug et al.，2023；Shan et al.，2021；Zha et al.，2022）。江峰等人（2024）采用地累积指数（I_{geo}）对黔中磷矿区土壤重金属污染进行研究，发现研究区 Hg 的 I_{geo}平均值为 4.45，处于严重至极严重污染水平；As、Se 和 Cd 的 I_{geo}平均值范围为 3.35～3.65，处于重度污染水平；Pb、Zn 和 Cr 的 I_{geo}平均值范围为 0.21～0.44，处于未污染至中度污染水平，而 Cu 的 I_{geo} 平均值为-0.83，显示其未受到污染。Yang Jianzhou 等人（2022）采用 I_{geo} 和污染指数（P_i）对 8 种重金属元素（As、Cd、Cr、Cu、Hg、Ni、Pb 和 Zn）及主要氧化物进行了分析，I_{geo} 和 P_i 表明，火山土壤的主要污染元素是 Ni，其次是 Cr 和 Cu。Xu 等人（2020）采用单因素法、内梅罗污染指数法评价了宁夏盐池县高少窝镇工业区土壤重金属污染现状，结果表明，9.09%的样本为轻度污染，32.47%的样本为中度污染，58.41%的样本为重度污染。

相关研究者一致认为重金属对生态环境有很大的危害（Tóth et al.，2016）。Akoto 等人（2023）采用潜在生态风险指数（E_i）评价安新县土壤重金属的生态风险，评价结果为东部和中南部生态风险较高，56.25%的样本属于中等危害等级，43.75%的样本属于相当危害等级。Radomirović 等人（2020）根据生态风险指数结果发现，贝尔格莱德的 Duga 油漆和清漆工厂土壤中重金属的总 RI 指数百分比分别为 47%（RI＜150）、49%（150＜RI＜300）、4%（300＜RI＜600）和 0%（RI＞600），即近一半的样本具有低或中等的生态风险，而少数样本的生态风险是显著的。陈镇远（2023）通过对徽州区丰乐河流域不同功能区土壤重金属风险的研究，得出潜在生态风险是中等的，Cd 的生态风险是最大的。

1.2.5　表生环境中微量元素的健康风险研究现状

表生环境中重金属的过度积累导致植物毒性代谢，并不可避免地通过食物链对人类健康构成威胁（Buccolieri et al.，2010；Ntzala et al.，2015；Qu et al.，2016）。长期接触重金属会导致精神和行为障碍，并增加患癌风险（Núñez et al.，2017）。一些相关研究使用美国环境保护局开发的暴露评估模型对土壤中重金属的健康风险进行了评估（Means，1989）。Brtnický 等人（2019）通过研究获得的成人和儿童 Pb、Cd 的致癌风险（CR）值均

低于 1×10^{-4}，说明研究区土壤暴露导致 Pb、Cd 的致癌风险可接受。所有元素的 HI 都不高于 1，不存在非致癌健康风险。Jolly 等人（2022）发现，农业用地直接接触土壤对成人的危害指数（HI）大于 0.1，对儿童的危害指数（HI）大于 1；土壤暴露导致的终身致癌风险（TCR）估计值对成人是安全的，但对儿童是不安全的。Qiao 等人（2011）综述了我国北方地区土壤微量元素的潜在健康风险，结果显示，来自污水灌溉区的 As 可因摄入或皮肤接触土壤而存在终身致癌风险，Pb 对儿童的非致癌风险显著。Hu 等人（2016）综合中国快速发展地区土壤中微量元素进行健康风险评估，结果表明，非致癌健康风险不显著，95% 的儿童累计致癌风险大于参考值。李昆阳（2023）对通过大气—水体—土壤多途径暴露的人体健康风险评估结果显示，研究区重金属污染并不会导致非致癌风险（HI < 1），但 Cr 和 Cd 致癌风险（CRT > 10^{-6}）略高于风险阈值，其中以儿童更为显著。呼吸暴露是引发健康风险的主要途径，经口摄入次之，皮肤接触途径最为安全。Sanaei 等人（2021）评估了伊朗的 6 种作物（蔬菜、大米、大豆、土豆、洋葱、茶叶）中重金属对人体健康的威胁，结果显示，所有作物不会对人体产生明显的非致癌风险，风险的顺序为：大米>茶叶>大豆>蔬菜>洋葱>土豆。Cai 等人（2019）将湖北省大冶铜冶炼厂附近土壤、作物、井水和鱼类中微量元素对儿童的健康风险进行评估，结果表明，风险偏高，并且农作物的摄入是风险的主要来源。

1.2.6　表生环境中微量元素的来源解析研究现状

表生环境中微量元素来源主要分为自然源和人为源。国内外众多学者的研究发现，自然源主要来自地层和土壤母质（Kuzmin et al., 2023；Qing, 2015；Tian et al., 2022），人为源主要包括工业生产、农业活动、交通运输和大气沉降等（Anaman Richmond et al., 2022；Li et al., 2022；Liu et al.,

2022；Wang et al.，2022）。

对于源解析方法可以分为定量和定性，许多相关研究都基于比较传统的统计分析方法展开讨论，目前，最常用的定量源解析的方法基于多元统计分析方法。Wang 等人（2022）通过主成分分析（PCA）方法对湖南省石门县表层土中微量元素进行分析处理，识别出控制土壤微量元素变异的3个主要因素。Zha 等人（2022）通过因子分析（FA）方法对西藏隆子县地表水中微量元素的来源进行分析，结果显示微量元素主要归于自然源。近年来，正定矩阵因子分解（PMF）方法也广泛被学者应用于微量元素定量源解析中，Fei 等人（2020）采用 PMF 模型对杭州市土壤微量元素进行定量源解析，结果显示人为活动（83.2%）是微量元素污染的主要来源，其中 57.83%的 As 归于农业活动。He 等人（2022）采用 PMF 模型解析青藏高原东北部柴达木盆地的六大湖泊中微量元素的来源，结果表明，大气沉降和人为输入是这些湖泊的主要微量元素来源，其次是交通排放和地质来源。

而定性源解析主要基于地统计分析，Mahapatra 等人（2020）采用 GIS技术结合主成分分析和方差分析，研究印度金奈地下水中微量元素来源，结果显示工业活动和生活垃圾是主要来源。Liang 等人（2023）采用地理探测器模型，结合克里金插值法对广东省表层土壤中的微量元素进行源解析，结果显示，微量元素含量受到大气沉积（16.3%）、自然源（33.1%）、以金属开采为主的工业活动（15.1%）、以冶炼为主的工业行为（12.6%）和交通源（22.9%）的影响。

1.2.7 表生环境中微量元素的空间预测研究现状

表生环境并非均匀质体，由于受到成土母质和人为因素的影响，往往存在着空间变异性和动态变化性等特征，这使得对表生环境中微量元素的空间分布进行定量描述需要较大的工作量（黄勇，2004）。通常的描述性统计不足以应对表生环境中微量元素空间分布研究的需求，原因在于其难以直观反映空间上的分布格局，只能在总体上体现表生环境中微量元素含量的统计分布规律（方元 等，2006）。该种现象在 20 世纪 70 年代地统计学的分析方法被引入后有所改变，自此过后，表生环境中微量元素空间分布预测方面的研究得到快速发展（王茜 等，2014）。

另外，除了地统计学方法的大量应用，模糊分类、线性回归、机器学习模型等均在表生环境中的重金属空间分布预测领域有所建树。曾菁菁等人（2018）运用改进的土地利用回归模型对江苏金坛区土壤重金属含量空间分布进行了预测，并发现其优于普通克里金模型和传统土地利用回归模型，但在污染较为严重的情况下稳定性不足。王苗苗等人（2016）在典型喀斯特小流域植被土壤养分差异性的研究中，基于真实地形因子将多元线性回归模型和普通克里金模型相比较，认为前者在精度上具有优势。

随着计算机技术不断进步，机器学习方法发展迅猛，且在广泛的领域里取得了可观的成果。机器学习方法得益于在机制不明确的非线性模型构建中的适用性，常被应用于土壤重金属空间预测。金昭等人（2022）构建了随机森林（RF）、随机梯度提升（SGB）、反向传播神经网络（BP-ANN）、线性核支持向量机（SVM-L）等 9 种机器学习模型，利用山东省中部土壤重金属和环境辅助变量数据，比较了各方法下土壤重金属空间预测精度，得到了 RF 和 SVM-L 预测性能较好的结论。王腾军等人（2021）运用随机森林回归模型对陕西省大西沟铁矿区的土壤重金属含量进行空间分布预测，并且证实了在小样本量背景下，随机森林回归方法仍具有相当的准确性。江叶枫等人（2019）在研究中提出了径向基函数神经网络结合普通克里金算法的模型，后以地形因子、遥感数据和邻近信息等多源辅助变量为自变量，在预测江西都昌县田地土壤 As 空间分布的工作中验证了模型的可靠性。

1.3 研究目标

本书以西藏为研究区，基于西藏地区环境大数据，构建西藏生态环境数据平台、研究西藏人均预期寿命的主要控制因素、探索生态环境因子与大骨节病间的关系、解析典型地区环境介质中重金属的来源，并进行土壤重金属高发区分布预测。研究目的主要有以下几点。

（1）构建西藏生态环境数据平台，为进一步整合西藏多源、多尺度、多要素的各类数据提供一个数据平台。在此基础上，进一步加强生态环境数据综合应用和集成分析，发挥大量有价值的数据资源的效用，增强各部门业务协同和信息资源开发利用水平，改善数据的综合支撑和公共服务能力，为生态环境保护科学决策提供更为有力的数据支撑。

（2）基于西藏生态环境数据平台的相关数据，选取人均预期寿命的潜在影响因子，对第六次和第七次全国人口普查的人均预期寿命进行对比讨论，研究分析西藏人均预期寿命的主要控制因子，并尝试定量研究各因子的相对重要性及彼此间的交互作用。

（3）基于生态环境数据平台的相关数据和空间分异性理论，从地理信息系统的视角探索生态环境因子与大骨节病间的关系，尝试回答：①大骨节病的主要控制因素是什么？②每个风险因子的相对重要性是多少？③各风险因子是否独立运作或相互联系？④每个风险因子的重要影响类型或区域？同时通过病区与非病区生物地球化学样品（水、土、粮，人体指甲、头发等）的采集，对比病区与非病区样品间差异，进而验证理论和模型的准确性。

（4）基于西藏地区土壤、水、粮食采样数据，利用 ArcGIS 10.8 中的反距离插值法研究重金属的空间分布规律；运用地累积指数、内梅罗综合污染指数、单因素污染指数等来评价土壤重金属的污染特征；对比水中重金属平均浓度与饮用水水质标准限值来确定水体质量；采用潜在生态风险指数来评估西藏典型地区土壤重金属的生态风险；通过平均日剂量（ADD）进行暴露评估，通过危险熵（HQ）、危害指数（HI）、致癌风险（CR）和终身致癌风险（TCR）来表征非致癌和致癌风险；综合应用简单相关分析、主成分分析（PCA）、正定矩阵因子分解（PMF）等方法对研究区土壤重金属进行来源解析；采用地理探测器和随机森林模型进行土壤重金属高发区分布预测。

1.4 研究思路与总体框架

本书拟探讨影响西藏地区人均预期寿命和大骨节病发病率的环境因子、典型地区环境介质中重金属的地球化学特征、污染运移、来源解析、风险评价及预测。以西藏典型大骨节病区洛隆县、昌都市、林周县，西藏典型农牧区岗巴县和西藏特提斯—喜马拉雅构造域典型农业区隆子县为例，采集土壤、水和粮食样品若干，基于西藏地区环境大数据构建西藏生态环境数据平台，通过使用修正的健康风险评估模型、地统计模型、PMF 模型、随机森林模型，同时运用多元线性回归分析、熵值法、生命表等方法，研究西藏地区人均预期寿命，定量分析大骨节病患病风险因子，综合评估生态系统风险，厘清环境介质中重金属的污染运移和来源，并对环境介质中重金属的污染及受影响的人口分布进行空间预测。总体框架如图 1-1 所示。

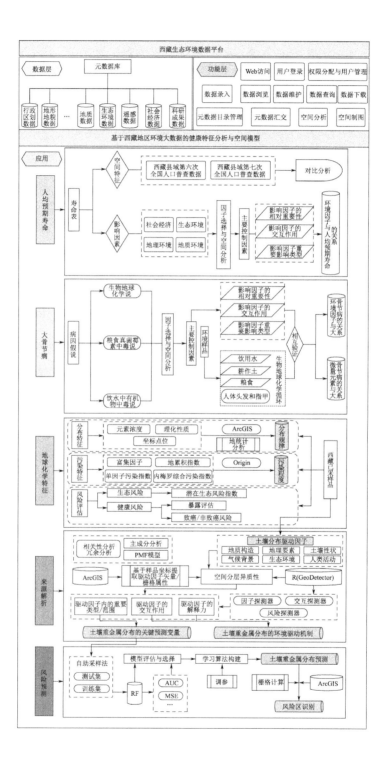

图 1-1 总体框架

参 考 文 献

AKOTO O, YAKUBU S, OFORI L A, et al. Multivariate studies and heavy metal pollution in soil from gold mining area[J]. Heliyon, 2023, 9(1).

ANAMAN R, PENG C, JIANG Z, et al. Identifying sources and transport routes of heavy metals in soil with different land uses around a smelting site by GIS based PCA and PMF[J]. Science of the Total Environment, 2022, 823: 153759.

BRTNICKÝ M, PECINA V, HLADKÝ J, et al. Assessment of phytotoxicity, environmental and health risks of historical urban park soils[J]. Chemosphere, 2019, 220: 678-686.

BUCCOLIERI A, BUCCOLIERI G, DELL'ATTI A, et al. Monitoring of total and bioavailable heavy metals concentration in agricultural soils[J]. Environmental monitoring and assessment, 2010, 168: 547-560.

CAI L M, WANG Q S, LUO J, et al. Heavy metal contamination and health risk assessment for children near a large Cu-smelter in central China[J]. Science of the Total Environment, 2019, 650: 725-733.

CHANDIRASEKERAN P, SARAVANAN S, KANNAN S, et al. Analyzing implications of various social factors on life expectancy[J]. National Academy Science Letters, 2022, 45(4): 311-316.

CHEN H, TENG Y, LU S, et al. Contamination features and health risk of soil heavy metals in China[J]. Science of the total environment, 2015, 512: 143-153.

DING C, ZHANG T, WANG X, et al. Effects of soil type and genotype on lead concentration in rootstalk vegetables and the selection of cultivars for food safety[J]. Journal of Environmental management, 2013, 122: 8-14.

FEI X, LOU Z, XIAO R, et al. Contamination assessment and source apportionment of heavy metals in agricultural soil through the synthesis of PMF and GeogDetector models[J]. Science of the Total Environment, 2020, 747: 141293.

GARRICK D, HALL J W. Water security and society: Risks, metrics, and pathways[J]. Annual Review of Environment and Resources, 2014, 39(1): 611-639.

HE H, WEI H, WANG Y, et al. Geochemical and statistical analyses of trace elements in lake sediments from Qaidam Basin, Qinghai-Tibet Plateau: Distribution characteristics and source apportionment[J]. International journal of environmental research and public health, 2022, 19(4): 2341.

HU W, HUANG B, HE Y, et al. Assessment of potential health risk of heavy metals in soils from a rapidly developing region of China[J]. Human and Ecological Risk Assessment: An International Journal, 2016, 22(1): 211-225.

HUANG Y, WANG L, WANG W, et al. Current status of agricultural soil pollution by heavy metals in China: A meta-analysis[J]. Science of the Total Environment, 2019, 651: 3034-3042.

ISMIČIĆ-TANJO D, HUREMOVIĆ J, SELOVIĆ A, et al. Human health risk assessment of mercury in soil–plants system[J]. International Journal of Environmental Research, 2021, 15(5): 797-805.

JOLLY Y N, RAKIB M R J, SAKIB M S, et al. Impact of industrially affected soil on humans: A soil-human and soil-plant-human exposure assessment[J]. Toxics, 2022, 10(7): 347.

KATAOKA A, FUKUI K, SATO T, et al. Geographical socioeconomic inequalities in healthy life expectancy in Japan, 2010-2014: an ecological study[J]. The Lancet Regional Health–Western Pacific, 2021, 14.

KHAN A, KHAN S, KHAN M A, et al. The uptake and bioaccumulation of heavy metals by food plants, their effects on plants nutrients, and associated health risk: a review[J]. Environmental science and pollution research, 2015, 22: 13772-13799.

KIM H W, YOON S, KIM M, et al. EcoBank: A flexible database platform for sharing ecological data[J]. Biodiversity Data Journal, 2021, 9.

KUZMIN V R, VOROZHTSOVA T N, MASSEL L V. Design and development of information and computational system for energy facilities' impact assessment on environment[J]. Engineering Proceedings, 2023, 33(1): 21.

LI L, WU J, LU J, et al. Water quality evaluation and ecological-health risk assessment on trace elements in surface water of the northeastern Qinghai-Tibet Plateau[J]. Ecotoxicology and Environmental Safety, 2022, 241: 113775.

LI W, QIAN H, XU P, et al. Distribution characteristics, source identification and risk assessment of heavy metals in surface sediments of the Yellow River, China[J]. Catena, 2022, 216: 106376.

LIANG J, LIU Z, TIAN Y, et al. Research on health risk assessment of heavy metals in soil based on multi-factor source apportionment: A case study in Guangdong Province, China[J]. Science of the Total Environment, 2023, 858: 159991.

LIAO J, CHEN J, RU X, et al. Heavy metals in river surface sediments affected with multiple pollution sources, South China: Distribution, enrichment and source apportionment[J]. Journal of Geochemical Exploration, 2017, 176: 9-19.

LIU Q, YANG P, HU Z, et al. Identification of the sources and influencing factors of the spatial variation of heavy metals in surface sediments along the northern Jiangsu coast[J]. Ecological Indicators, 2022, 137: 108716.

LONG J, TAN D, DENG S, et al. Uptake and accumulation of potentially toxic elements in colonized plant species around the world's largest antimony mine area, China[J]. Environmental geochemistry and health, 2018, 40: 2383-2394.

MAHAPATRA S R, VENUGOPAL T, Shanmugasundaram A, et al. Heavy metal index and geographical information system (GIS) approach to study heavy metal contamination: a case study of north Chennai groundwater[J]. Applied Water Science, 2020, 10: 1-17.

MEANS B. Risk-assessment guidance for superfund. Volume 1. Human health evaluation manual. Part A. Interim report (Final)[R]. Environmental Protection Agency, Washington, DC (USA). Office of Solid Waste and Emergency Response, 1989.

MEARA E R, RICHARDS S, CUTLER D M. The gap gets bigger: changes in mortality and life expectancy, by education, 1981–2000[J]. Health affairs, 2008, 27(2): 350-360.

MEP M L R. National soil pollution survey bulletin[J]. Ministry of Environmental Protection and Ministry of Land and Resources Beijing, 2014.

NTZALA G, KALAVROUZIOTIS I K, KOUKOULAKIS P H, et al. Impact of sludge and wastewater on Lactuca sativa L growth and on soil pollution[J]. Global Nest. J, 2015, 17(1): 148-161.

NÚÑEZ O, FERNÁNDEZ-NAVARRO P, MARTÍN-MÉNDEZ I, et al. Association between heavy metal and metalloid levels in topsoil and cancer mortality in Spain[J]. Environmental Science and Pollution Research, 2017, 24: 7413-7421.

QIAO M, CAI C, HUANG Y, et al. Characterization of soil heavy metal contamination and potential health risk in metropolitan region of northern China[J]. Environmental Monitoring and Assessment, 2011, 172: 353-365.

QING C S. The metallogenic material's migration and metallogenetic process study of Zhaxikang Lead and Zinc Polymetallic Deposit in Longzi

Country, Tibet, China[J]. Chengdu: Chengdu University of Technology, 2015.

QU C, SHI W, GUO J, et al. China's soil pollution control: choices and challenges[J]. 2016.

RADOMIROVIĆ M, ĆIROVIĆ Ž, MAKSIN D, et al. Ecological risk assessment of heavy metals in the soil at a former painting industry facility[J]. Frontiers in Environmental Science, 2020, 8: 560415.

REGIDOR E, CALLE M E, NAVARRO P, et al. Trends in the association between average income, poverty and income inequality and life expectancy in Spain[J]. Social science & medicine, 2003, 56(5): 961-971.

REN S, SONG C, YE S, et al. The spatiotemporal variation in heavy metals in China's farmland soil over the past 20 years: a meta-analysis[J]. Science of the Total Environment, 2022, 806: 150322.

RINKLEBE J, ANTONIADIS V, SHAHEEN S M, et al. Health risk assessment of potentially toxic elements in soils along the Central Elbe River, Germany[J]. Environment international, 2019, 126: 76-88.

SANAEI F, AMIN M M, ALAVIJEH Z P, et al. Health risk assessment of potentially toxic elements intake via food crops consumption: Monte Carlo simulation-based probabilistic and heavy metal pollution index[J]. Environmental Science and Pollution Research, 2021, 28: 1479-1490.

SATARUG S, VESEY D A, GOBE G C, et al. Estimation of health risks associated with dietary cadmium exposure[J]. Archives of Toxicology, 2023, 97(2): 329-358.

SHAN A, PAN J, KANG K J, et al. Effects of straw return with N fertilizer reduction on crop yield, plant diseases and pests and potential heavy metal risk in a Chinese rice paddy: A field study of 2 consecutive wheat-rice cycles[J]. Environmental pollution, 2021, 288: 117741.

SORANNO P A, BACON L C, BEAUCHENE M, et al. LAGOS-NE: a multi-scaled geospatial and temporal database of lake ecological context and water quality for thousands of US lakes[J]. GigaScience, 2017, 6(12): gix101.

SUN Z, CHEN J. Risk assessment of potentially toxic elements (PTEs) pollution at a rural industrial wasteland in an abandoned metallurgy factory in North China[J]. International journal of environmental research and public health, 2018, 15(1): 85.

TAN J, ZHU W, WANG W, et al. Selenium in soil and endemic diseases in China[J]. Science of the total environment, 2002, 284(1-3): 227-235.

TANG L, DENG S, TAN D, et al. Heavy metal distribution, translocation, and human health risk assessment in the soil-rice system around Dongting Lake area, China[J]. Environmental Science and Pollution Research, 2019, 26: 17655-17665.

TIAN Y, ZHA X, GAO X, et al. Geochemical characteristics and source apportionment of toxic elements in the Tethys–Himalaya tectonic domain, Tibet, China[J]. Science of the Total Environment, 2022, 831: 154863.

TÓTH G, HERMANN T, DA SILVA M R, et al. Heavy metals in agricultural soils of the European Union with implications for food safety[J]. Environment international, 2016, 88: 299-309.

WANG J, YANG J, CHEN T. Source appointment of potentially toxic elements (PTEs) at an abandoned realgar mine: Combination of multivariate statistical analysis and three common receptor models[J]. Chemosphere, 2022, 307: 135923.

WIRAYUDA A A B, AL-MAHREZI A, CHAN M F. Factors impacting life expectancy in Bahrain: evidence from 1971 to 2020 Data[J]. International Journal of Social Determinants of Health and Health Services, 2023, 53(1): 74-84.

XU Z, MI W, MI N, et al. Characteristics and sources of heavy metal pollution in desert steppe soil related to transportation and industrial activities[J]. Environmental Science and Pollution Research, 2020, 27: 38835-38848.

YAMAMURO T. Kashin-Beck disease: a historical overview[J]. International orthopaedics, 2001, 25: 134-137.

YANG J, SUN Y, WANG Z, et al. Heavy metal pollution in agricultural soils of a typical volcanic area: Risk assessment and source appointment[J]. Chemosphere, 2022, 304: 135340.

ZHA X, AN J, GAO X, et al. Dietary and drinking water intake of essential trace elements in a typical Kashin-Beck disease endemic area of Tibet, China[J]. Environmental Health, 2022, 21(1): 86.

ZHA X, TIAN Y, GAO X, et al. Quantitatively evaluate the environmental impact factors of the life expectancy in Tibet, China[J]. Environmental geochemistry and health, 2019, 41: 1507-1520.

ZHA X, TIAN Y, XIAO J, et al. Hydrochemical characteristics of surface waters and their relationships to the Kashin–Beck Disease in Longzi County, Tibet[J]. Scientific Reports, 2022, 12(1): 7819.

ZHANG F, WANG Y, LIAO X. Recognition method for the health risks of potentially toxic elements in a headwater catchment[J]. Science of the Total Environment, 2022, 839: 156287.

曾菁菁, 沈春竹, 周生路, 等. 基于改进 LUR 模型的区域土壤重金属空间分布预测[J]. 环境科学, 2018, 39(01):371-378.

陈镇远. 徽州区丰乐河流域土壤重金属的分布、来源和风险评估[D]. 中国科学技术大学, 2023:04.

方元, 吴志峰, 陈利燕, 等.空间分析方法在土壤变异研究中的应用[J]. 农机化研究, 2006, (04):170-173.

符宁, 向梦航, 程显通. 人均预期寿命影响因素研究——基于 193 个国家相关数据的分析[J]. 人口学刊, 2020, 42(05):47-56.

高亚娟, 尹琳, 卢永, 等. 2021 年我国 196 个城市人均预期寿命及其影响因素[J].中国健康教育, 2023, 39(12):1109-1113.

龚弘强, 赵生成, 尼玛仓决, 等. 2014 年西藏昌都地区大骨节病病情监测报告[J].国外医学（医学地理分册）, 2015, 36(04):270-273.

黄勇, 郭庆荣, 任海, 等. 地统计学在土壤重金属研究中的应用及展望[J]. 生态环境, 2004, (04):681-684.

江峰, 李强, 高峰, 等. 黔中磷矿区土壤重金属污染及其生态风险评价[J/OL]. 中国岩溶, 1-14[2024-07-10].

江叶枫, 郭熙. 基于多源辅助数据和神经网络模型的稻田土壤砷空间分布预测[J].环境科学学报, 2019, 39(03):928-938.

金昭, 吕建树. 基于机器学习模型的区域土壤重金属空间预测精度比较研究[J].地理研究, 2022, 41(06):1731-1747.

李昆阳. 寒区河流及沿岸典型城市多介质环境重金属污染特征与风险评价[D]. 东北农业大学, 2023:06.

刘熙会. 高寒牧区典型地方病的时空分布及其环境因素研究[D]. 西北师范大学, 2022:05.

全鑫, 应智强. 省级部门外部数据的获取与质量控制——以内蒙古生态环境大数据平台为例[J]. 中国新通信, 2022, 24(20):35-37.

任裕林. 新疆维吾尔自治区生态环境大数据平台开发实践研究[J]. 长江信息通信, 2022, 35(04):145-148.

王婧, 李海蓉, 杨林生, 等. 西藏昌都地区环境硒分布特征及其与大骨节病的关系[J]. 地理研究, 2017, 36(02):383-390.

王苗苗, 陈洪松, 付同刚, 等.典型喀斯特小流域不同植被类型间土壤养分的差异性及其空间预测方法[J]. 应用生态学报, 2016, 27(06):1759-1766.

王茜, 叶琴, 谢伟, 等. 浅析土壤重金属污染对农产品及人类健康的影响[J]. 南方农机, 2014, (03):29-30.

王腾军, 方珂, 杨耘, 等. 随机森林回归模型用于土壤重金属含量多光谱遥感反演[J]. 测绘通报, 2021, (11):92-95.

吴燕, 徐勇. 不同社会经济地位老年人健康期望寿命研究[J]. 中国卫生事业管理, 2011, 28(08):625-627.

杨宏山, 闫正龙, 白穆. 陕西时空大数据资源体系构建关键问题研究[J]. 测绘科学, 2019, 44(12):184-188.

杨锦坤, 宋晓, 卢佳唯. 中国—东盟海洋环境大数据服务平台设计与实现[J]. 海洋信息, 2018, 33(02):23-29.

尹嘉奇. 四川省环保云平台设计研究[J]. 科技创新导报, 2017, 14(18):118-119.

张爱莲, 曹文娟. 山西省居民预期寿命及其影响因素分析[J]. 中国社会医学杂志, 2014, 31(02):129-131.

赵春胜, 陈俊杰. 内蒙古自治区生态环境保护大数据研究[J]. 环境与发展, 2018, 30(03):12-13.

赵秀恒, 赵茹, 闫亮. 河北省人均预期寿命测算与影响因素分析[J]. 河北经贸大学学报（综合版）, 2019, 19(01):61-66+96.

中国地方病防治研究中心西藏大骨节病考察组. 西藏大骨节病病情考察报告[J].中国地方病学杂志, 2000, (01):43-45.

第 2 章

数据获取

2.1 西藏生态环境数据平台

西藏生态环境数据涉及多尺度、多方位的基础本底数据、野外观测与采样数据、遥感专题影像、人文社会经济数据等。

在数据尺度上有遥感对地观测数据（宏观）、野外台站长期观测数据（点位尺度）、野外实测数据与模型模拟数据（微观）等。

更细分的数据来源：基础本底数据包括自治区/市级/县级/乡镇级/村级行政区、区划边界、行政中心、各级公路、铁路、各级河流、流域、DEM、坡度、坡向、坡位、坡长、地貌类型等数据；人文社会经济数据包括综合概况、农业、工业、服务业、固定资产、劳工、教育医疗、财政金融、居民生活、环境等数据；水环境数据包括水系、水文、水环境等数据；土壤环境数据包括土壤空间特征、土壤参数、土壤重金属等数据；大气环境数据包括气象、大气、气候天气等数据；植物数据包括植被空间类型、植被特征参数等数据；动物数据包括两栖动物、鸟类、鱼、哺乳动物、爬行动物等数据；遥感数据包括卫星影像、航片、雷达影像、其他影像、遥感产品、辅助知识库等数据；专题数据包括土地利用/覆被、分区/区划等数据；灾害数据包括洪涝、干旱、台风、地震、滑坡、泥石流、冰冻、火灾、病虫灾害等数据；生态环境工程数据包括自然保护区/地质公园、世界自然文化遗产、保护工程等数据；科研成果数据包括论文、专著、规划、咨询报告、奖项、专利、软件著作权、标准、新品种、新成果、示范基地等数据；项目数据包括项目名称、项目负责人、经费、起止年月、主要研究内容或相关内容。

2.1.1　西藏生态环境数据平台概述

通过西藏生态环境数据平台，广大群众及专业人员能够了解及分析多源的生态环境数据，借助先进的信息网络技术，建设用户友好的适应移动终端和桌面终端的不同平台。

平台开发语言为 JavaScript/HTML/CSS。本研究首先根据西藏生态环境数据平台的需求和内容，对相关的知识进行分类。在此基础上，总体采用 B/S（Browser/Server，浏览器/服务器）模式开发，实现集成数据展示的功能。

2.1.2　西藏生态环境数据库

根据西藏生态环境数据平台的需求和内容，本研究对相关的知识进行分类，设置其编码规范，对知识资源进行统一规范化管理。服务端包括资源内容管理系统和数据库系统两部分，用于资源查询检索、编辑更新、资源分类、描述数据，以及用户数据和资源文件等的存储管理。

系统由两个逻辑层组成，分别是数据层、业务层。

数据库主要分为业务数据库与资源数据库。业务数据库包括系统管理相关数据，如菜单、数据字典等；用户相关数据，如用户名、密码、邮箱及登录信息等。资源数据库包括知识资源数据及其分类数据。其中知识资源数据包括元数据（如存储路径、资源描述、更新时间、数据管理员等）和实体数据（图片或视频文件数据）。

（1）西藏生态环境数据库架构设计。

西藏生态环境数据库采用自上而下的需求分析和自底层向上层的设计方法，即通过集成定义好的各局部应用概念架构，得到全局概念架构。

（2）数据库逻辑结构设计。

按照西藏生态环境综合数据库的内容，以《专题地图信息分类与代码》国家标准为基础，进行适当扩展，形成西藏生态环境综合数据库分类标准。在数据分类标准中，数据库的数据可以分为基础本底数据、人文社会经济数据、水环境数据、土壤环境数据、大气环境数据、植物数据、动物数据、遥感数据、专题数据、灾害数据、生态环境工程数据、科研成果数据这12个主类，在主类下面再设若干一级子类。

（3）数据库物理设计。

数据库物理设计是在数据库逻辑结构设计的基础上，为设计好的数据库逻辑结构模型选定最适合的关系数据库管理系统（RDBMS），即为数据库的存储结构、存取方式等应用环境的物理结构和存储路径求取最优解决方案的过程。其主要任务是有效地实现数据库逻辑结构的设计模式，并确定所采取的存储结构和存取方式。通过以逻辑设计的结果作为输入，结合RDBMS（如Sybase、Oracle）的特点及存储物理设备特性来确定数据库在设备上的具体存储策略。确定之后，需要把逻辑设计结果通过所选用的RDBMS提供的数据描述语言描述出来。

2.1.3 系统设计

元数据技术是数据集成与共享的关键技术。西藏生态环境数据平台采用元数据库设计思想建立标准模板，即利用元数据管理子集、实体和元素。元数据的信息主要包括：基本信息、详细信息、附件、引用等。西藏生态环境数据平台实现了分布式数据集成管理、分布式共享、分布式数据快速检索及跨平台数据访问等，提高了数据的利用价值。

2.1.4　关键技术

关键技术主要包括 3 方面，一是基于元数据的多元数据集成技术，二是基于 GIS 组件的系统实现技术，三是基于目录服务的数据共享体系架构（见图 2-1）技术。

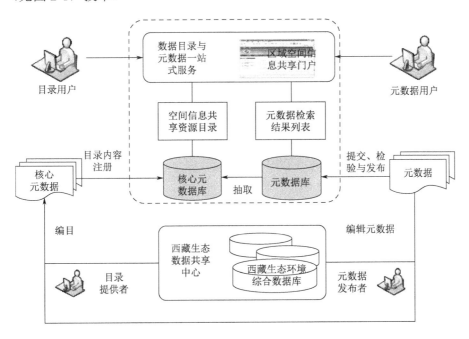

图 2-1　数据共享体系架构

2.1.5 系统实现

本研究通过对多种类型数据的整合，设计开发了西藏生态环境综合数据库（字段 1000 多个、数据表 60 个）。目前，入库的数据包括基础本底数据（2005～2011 年）、拉萨站生态环境监测数据（2014 年气象、土壤、大气环境等）、项目数据、遥感影像等数据，数据量约 300 M（2000 多条）。本研究基于西藏生态环境综合数据库，开发了具有多种功能的西藏生态环境数据平台，实现了数据录入、数据查询浏览、数据统计、用户管理、信息发布等功能。

西藏生态环境数据平台主要软件环境包括操作系统环境、数据库系统环境、空间数据库引擎、空间信息组件、软件开发语言、软件开发平台等。操作系统环境选用 Windows 7，服务器环境选用 Windows 2008 Server，数据库系统选用 Oracle10g，空间数据库引擎选用 ArcSDE 10.2，空间信息组件选用 ArcEngine10.2 和 ArcServer10.2，开发语言选用 JAVA、C#，软件开发平台选择 Visual Studio 2010 和 Eclipse。

2.2 西藏生态环境数据收集

2.2.1 地貌与地质

整体上看，西藏自治区西北（羌塘高原）高、东南（藏南）低，海拔4000m 以上，且海拔分异明显。全区地形复杂，可分为 3 个自然分区：

①昆仑山脉和唐古拉山脉以南，冈底斯—念青唐古拉山脉以北的藏北高原（西部）；②冈底斯—念青唐古拉山脉以南，喜马拉雅山脉以北的藏南谷地（南部）；③横断山脉一部分及其以西地区的高山深谷区（藏东），此处山脉走向由东西向逐渐转为南北向。全区地貌类型多样，包括极高山、高山、中高山、低山、丘陵和平原，冰缘地貌、岩溶地貌、风沙地貌、火山地貌等均有出露。

在区域构造方面，南部构造线与山脉走向（北西西走向）基本一致。在地层出露方面，古生代的泥盆纪和石炭纪是东部林芝市等地的主要出露地层；中生代的侏罗纪、白垩纪和三叠纪是西部阿里地区等地的主要出露地层；古生代到新生代地层在南部雅鲁藏布江以南地区均有出露。西藏由北向南包括昆仑—巴颜喀拉、羌北—昌都、羌中南—左贡、冈底斯—念青唐古拉、喜马拉雅和西瓦里克 6 个构造分区（沈云龙 等，2011）。

2.2.2　大气环流与气候

西藏地区整体上属于高原大陆季风气候区，气候类型在各地差异明显。全区高海拔、低纬度，昼夜温差大，日照时间长。西藏气候具有西北严寒、东南温暖湿润的特点：西北部（海拔及纬度较高）年平均气温低（0℃以下），严寒干燥，冻土层广泛发育；东南部（海拔及纬度较低）年平均气温高（8℃），气候较暖；整体上呈现出带状更替，即西北向东南的分带。同时，还受地形和海拔的双重影响，气候带垂直差异和局部小气候区也分布多样且广泛。

热带山地季风湿润气候多分布于海拔 1100 m 以下的藏东南和喜马拉雅山南坡地区，亚热带季风湿润气候多分布于海拔 1100～2500 m 的藏东南和喜马拉雅山南坡地区，高原温带季风半湿润、半干旱气候多分布于海拔 500～4200 m 的喜马拉雅山以北、冈底斯—念青唐古拉山脉以南的雅江谷地，高原亚寒带季风半干旱和干旱气候多分布于海拔 4200～4700 m 的冈底斯—念青唐古拉山脉以北藏北高原南部湖盆地区，高原寒带季风干旱气候（最暖月平均气温低于-6℃）多分布于海拔 4700～5500 m 的藏北高原北部地区。海拔 5500 m 为大致雪线，海拔 5500 m 以上的地区终年积雪。

西藏多处于山谷地带，多夜雨，同时各地区的降水量在不同季节也不均匀，年平均降水量藏北高原（西北）约 50 mm、藏南低海拔地区（东南）约 5000 mm。全区旱季和雨季有着明显的分界：旱季从每年 10 月持续到第二年 4 月，降水量仅占全年降水量的 10%～20%；雨季从 5 月持续至 9 月，降水量能够占到全年降水量的约 90%。在藏东南和喜马拉雅山脉南麓地带，由于喜马拉雅山脉阻挡了印度洋暖湿气流，且地形上呈向南部开口的"人"形高山深谷，进而导致年平均降水量超过 1000 mm，尤其在夏季，降水量更加丰富；而那曲以西及阿里所处的藏北羌塘高原，因海拔高、距离海洋远，导致暖湿气流被喜马拉雅山、冈底斯—念青唐古拉山等山脉层层阻隔，年平均降水量很低，仅约 100～150 mm。

2.2.3 植物资源

西藏地区拥有种类丰富的植物资源，据丛书《西藏植物志》（出版于 1983～1987 年）的不完全记载，全区维管束植物的种类就达到 5766 种（208 科，1258 属）。30 多年来又有不少新发现，现在西藏维管束植物已超过 5900 种（212 科，1298 属），尤其在东南部的墨脱地区，植物资源非常丰富，根据中国科学院昆明植物研究所的相关发现，很多植物为西藏特有植物种属。西藏的科、属、种数分别占全国科、属、种的约 53.3%（212/398）、37.9%

（1298/3421）和 18.4%（5900/32000）。除我国华南、西南部分省区外，西藏地区的植物资源丰富程度很高。

2.2.4　水资源

青藏高原被称为"亚洲水塔"，水资源总量全国第一，是我国和周边多个国家的"江河源"，也是我国的水资源安全战略基地。西藏自治区河流众多、流域广泛，共有 28 条流域面积超 10000 km²、331 条流域面积超 1000 km²、3361 条流域面积超 100 km² 和 6418 条流域面积超 50 km² 的河流。2016 年，西藏自治区地表水资源总量达到 $4.64×10^{11}$ m³（多年平均值 $4.40×10^{11}$ m³），占全国地表水资源总量的 1/5 左右；2016 年，西藏自治区地下水资源总量约 $1.03×10^{11}$ m³（多年平均值 $9.74×10^{10}$ m³），人均占有水资源量居全国之首，约 $1.4×10^{5}$ m³；2016 年，西藏自治区共入境水量约 $8.98×10^{9}$ m³，出境水量约 $4.42×10^{11}$ m³（包括出省境 $6.64×10^{10}$ m³ 和出国境 $3.76×10^{11}$ m³）。

2.2.5　土壤资源

西藏地区拥有众多的自然生态环境类型，这产生了类型丰富的成土母质，并导致了成土过程的复杂多样，因而土壤类型丰富。全区广泛分布着我国乃至世界上最集中、类型最多、分布面积最广的高山土壤类型，同时我国绝大部分的山地森林土壤类型在西藏地区均有分布。其分布上具有特殊的表现形式，即垂直地带性和水平地带性均有分布且结合紧密。西藏第一次土壤普查资料将西藏的土壤分为 9 个土纲，28 个土类，67 个亚类，362 个土属，2236 个土种。9 类土纲为：高山土、半淋溶土、淋溶土、铁铝土、半水成土、水成土、盐碱土、人为土、初育土。各土类中，高山草原土（$7.44×10^8$ 亩）、高山草甸土（$2.81×10^8$ 亩）、高山寒漠土（$2.13×10^8$ 亩）、亚高山草甸土（$1.42×10^8$ 亩）在全区所占面积最大（共计 $1.38×10^9$ 亩，占全区土壤总面积的约 80%）。

2.2.6 草地资源

我国草地资源总量在全球排名第二，拥有天然草地面积达 $3.93×10^8\,hm^2$。西藏自治区拥有约 $8.2×10^7\,hm^2$（占全区总面积的 66% 左右，面积为全区林地面积的 11 倍、耕地面积的 230 倍以上）的各类天然草地，天然草地资源占全国的 20% 左右，是我国的五大牧区之一（苏大学，1995）。

西藏地区所处的特殊地理位置（高海拔、经度与纬度均跨度较大）导致其具有复杂的地理、生态和气候环境，进一步导致了全区多样化的草地类型。苗彦军（2001）认为，西藏草地类型是中国草地类型的缩影，除干热稀树灌草丛这一草地类型外，西藏分布着我国划定的 18 种草地类型中的 17 种。这些天然草地支撑着西藏这一边疆民族地区农业与畜牧产业的发展，同时，作为国家生态安全屏障主体功能区，天然草地也支持着国家的生态文明建设。

全区草地类型呈现一定的地带分异，藏北地域辽阔的羌塘高原上草地类型主要为高山草甸、高山草原及高山荒漠化草原，植物以禾本科、莎草科为主。同时，在羌塘高原，草地自然景观也呈现出了一定的水平分异，自东南（那曲东部）向西北（阿里地区），草地类型依次为：高寒草甸—草原化草甸—典型草原—荒漠草原—高寒荒漠。紫花针茅类高寒草原多分布在那曲市的西部，羽柱针茅类草原多分布在阿里地区，羌塘高原西北部高寒荒漠成建制的植物种群主要为驼绒藜和铺散亚菊等。高寒草原上分布最广的优势植被为紫花针茅，且地带性分布最广。西藏地区分布最广的植被类型为针叶林，主要分布在东部林芝、昌都等地区，阔叶林分布较少。主要的灌丛类型为常绿针叶灌丛，但分布面积不大。

2.2.7 空气污染物

本研究收集了 2015～2017 年 5 种空气污染物的年平均浓度值（见图 2-2 至图 2-7，西藏 2015 年开始实现拉萨、昌都、日喀则、林芝、山南和那曲 6 个地市及阿里地区的 SO_2、$PM_{2.5}$、PM_{10}、O_3、NO_2、CO 浓度的全覆盖监测）。

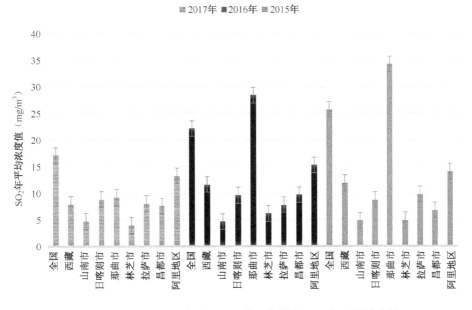

图 2-2　2015—2017 年全国、西藏及各地市 SO_2 年平均浓度值

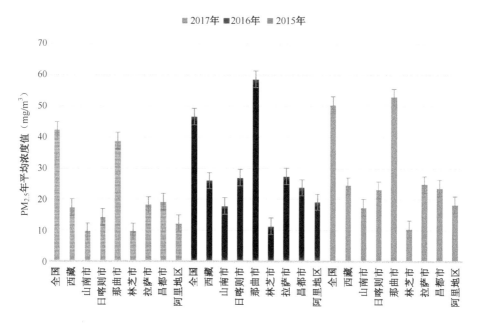

图 2-3　2015—2017 年全国、西藏及各地市 PM$_{2.5}$ 年平均浓度值

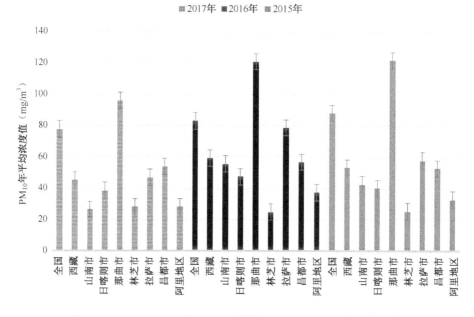

图 2-4　2015—2017 年全国、西藏及各地市 PM$_{10}$ 年平均浓度值

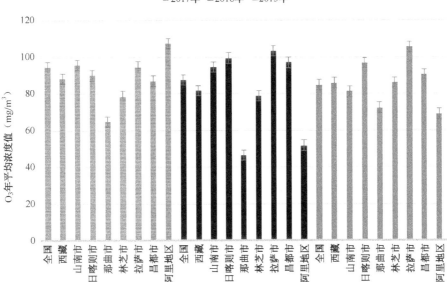

图 2-5 2015—2017 年全国、西藏及各地市 O_3 年平均浓度值

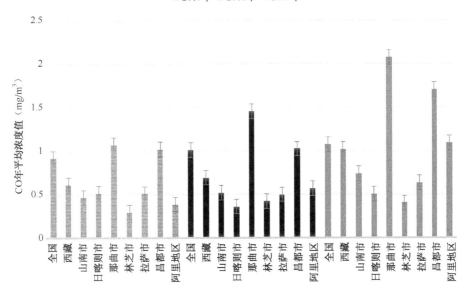

图 2-6 2015—2017 年全国、西藏及各地市 CO 年平均浓度值

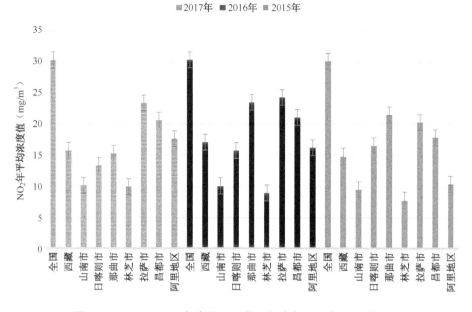

图 2-7　2015—2017 年全国、西藏及各地市 NO_2 年平均浓度值

图 2-8 所示为西藏各地市空气污染物年平均浓度变化趋势。

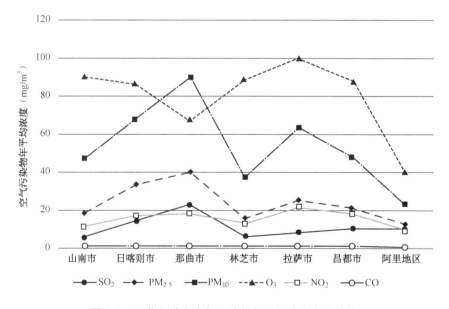

图 2-8　西藏各地市空气污染物年平均浓度变化趋势

图 2-9 所示为西藏各地市空气污染物年平均浓度变化趋势。

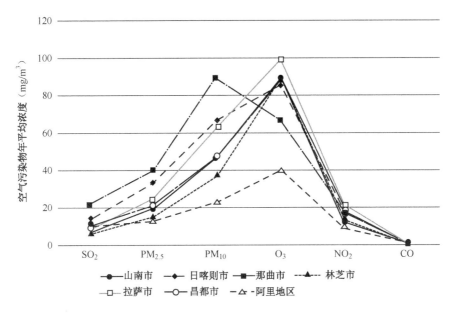

图 2-9　西藏各地市空气污染物年平均浓度变化趋势

参 考 文 献

苗彦军, 徐雅梅, 谢庄. 西藏草地畜牧业现状分析及可持续发展途径[J]. 中国草地, 2001, (04):74-76.

苏大学. 西藏草地资源的结构与质量评价[J]. 草地学报, 1995, (02): 144-151.

沈云龙, 周明伟. 西藏自治区环境地质分区评价[J]. 四川地质学报, 2011, 31(S2):89-92.

第 3 章

研究过程

3.1 研究区域

3.1.1 西藏自治区

西藏自治区（26.7°~36.5°N，78.4°~99.1°E）地处我国西南部，是世界上最大、最高的青藏高原的主体（张镱锂，2002）。西藏自治区北部以昆仑山为界与新疆维吾尔自治区接壤，东部以横断山脉与四川省相邻，东北部与青海省"三江源"地区接壤，东南部与云贵高原紧邻，南部自西向东与印度、尼泊尔、不丹和缅甸等国家相接，西部与印度和克什米尔地区毗邻，拥有 4000km 以上的陆地国界线，全区南北最高处长度约 900km，东西最宽处长度约 2000km。西藏自治区全区面积为 $1.22×10^6 \, km^2$，占全国总面积的 12.8%以上。西藏自治区拥有较多种类的自然地理分区，也拥有较为复杂的区域地质构造和地层岩性出露等地质条件，各种类型的地质环境问题及其组合域性分异特征明显（沈云龙 等，2011）。

第六次全国人口普查结果显示，西藏自治区拥有常住人口约 300 万人。全区气候类型分异，拥有较大差异的气温分布，多夜雨，同时各地区的降水量在不同季节也不均匀，旱季（10 月至第二年 5 月）和雨季（5 月至 9 月）的分界非常明显。

3.1.2 昌都市

昌都市位于西藏东部，地处横断山脉和三江（金沙江、澜沧江、怒江）流域。土地面积约 10.98 万 km^2。昌都市总地势西北高、东南低，平均海拔 4453.66m。昌都市年平均降水量 585.35mm，年平均气温 6.45℃。

3.1.3 林周县

林周县地处西藏中部、拉萨市东北部、拉萨河上游澎波河流域（拉萨河上游），属高原温带半干旱高原季风气候区。总面积 4460 km^2。截至 2020 年，林周县常住人口为 50596 人。平均海拔 4200 m。年平均降水量 437 mm。

3.1.4 隆子县

隆子县位于青藏高原东中部地区；面积约 10566 km^2；包括 11 个城镇，大约有 33570 名常住人口。年平均气温 5.5℃，年降水量 200～600 mm。隆子县地形以深谷和海拔 300～6548 m 的山脉为特征。

3.1.5 洛隆县

洛隆县位于藏东横断构造带、班公湖—怒江缝合线上，地处西藏自治区东北部、昌都地区西南部。全县东西长 129 km，南北宽 110 km，幅员面积为 8108 km²。县政府驻地孜托镇，位于本县中部卓玛朗措河畔，海拔 3640 m。

3.1.6 岗巴县

岗巴县位于西藏日喀则市东部、喜马拉雅山中段北麓，是特提斯—喜马拉雅构造域的主要农牧业生产区。

3.2 样品的采集与分析处理

3.2.1 样品采集及准备

水样的采集严格按照《水和废水监测分析方法》一书中的方法进行。水样采集前，用待采集水样洗涤采样聚四氟乙烯容器、盛样聚四氟乙烯瓶及瓶塞 2～3 次。对于地表水，可在避免混入水面漂浮物的情况下用采样瓶直接采集。采集地下水水样时，必须使水样充分抽汲后进行采集，以保证水样能够代表地下水水源的真实情况。采集自来水水样或抽水设备中的水样时，为了能够使积留在水管中的陈水和杂质物排出，需在采样前放水数分钟。

对于土壤样品，用四分法采集。将没有植物根的土壤样品在干净的试纸上风干，并过 100 目尼龙筛。

对于粮食样品，需用离子水清洗，在烘箱中干燥（温度 60℃），用玛瑙研钵研磨粉碎，并过 100 目尼龙筛。

对于头发样品，先用洗洁精浸泡半小时，搅拌洗涤；自来水冲洗后，再用去离子水冲洗 3～5 遍；放入烘箱，在 60℃ 下干燥 4 h；用剪刀将其剪成 2～3cm 小段。

3.2.2　样品分析

（1）水样。

pH、电导率（EC，Electrical Conductivity）、温度（T，Temperature）采用上海三信公司生产的 pH 计（SX-620）和 Ec 测定仪（SX-650）测定，溶解性固体总量（TDS，Total Dissolved Solids）根据电导率计算得出。采用酸碱指示剂滴定法测定碱度（HCO_3^- 和 CO_3^{2-}）。阴离子氟（F^-）、氯（Cl^-）、硫酸根（SO_4^{2-}）和硝酸根（NO_3^-）通过使用离子色谱仪（ICS-900）按照 EPA 的 300.0 标准测定（EPA，1993）。Se 元素使用氢化物发生原子荧光光度法（HG-AFS）测定。ICP-OES（Optima 5300 DV）用于测定常量元素（Ca^{2+}、Mg^{2+}、Na^+、K^+、SiO_2 等）。在用各种分析方法测试样品的过程中，为保证样品数据的可靠性和实验仪器的稳定性，每测定 5 个样品后，随机选取一个已测样品测定一次平行样。

（2）耕作土样。

取 0.05g 耕作土样品：①加入 HNO_3、HF 和 $HClO_4$ 的 3∶3∶1 混酸，并在 180℃ 下加热直至溶液透明，使用聚四氟乙烯烧杯通过 ICP-OES 测定常量元素；②加入 5∶1 的 HNO_3 和 $HClO_4$ 的混酸，并在 180℃ 下加热直至溶液变得透明。冷却后，加入 5 mL 6 mol/L HCl，继续消化至白烟；然后加入 1 mL HCl，用 HG-AFS 测定 Se。

（3）青稞、人发和指甲样品。

取 0.5g 青稞样品：①加入 HNO_3 和 $HClO_4$ 的 5∶1 混合酸，并在 180℃ 下加热直至溶液变得透明，用 ICP-OES 测定常量元素，用 ICP-MS 测定微量元素；②加入 9∶1 的 HNO_3 和 $HClO_4$ 混合酸，并在 180℃下加热直至溶液变得透明。冷却后，加入 5 mL 6 mol/L 的 HCl，继续消化至白烟；然后加入 1 mL HCl，用 HG-AFS 测定 As、Se。

3.2.3 质量控制

（1）饮用水样品。

阳离子外标溶液由多元素 ICP-MS 校准标样（批号：15-76JB，标液号：N9300233）制备；阴离子氟、氯、硫酸根、磷酸二氢根、硝酸根、亚硝酸根和溴分别使用外部标准溶液 GBW(E)08054、GBW(E)080268、GBW(E)080266、GBW(E)080435、GBW(E)080264、GBW(E)080223 和 BW3063 制备。计算阴阳离子相对误差，计算所得的阴离子和阳离子浓度相对误差百分比为 0.27%～3.91%，即小于 5%，可以说我们的测试数据是准确的、可靠的（Chidambaram et al.，2012）。

（2）耕作土样、青稞、人发和指甲样品。

样品中主要元素和微量元素通过标准物质进行质量控制，使用的标准物质有：GBW10010（水稻）、GBW10011（小麦）、GBW07401（土壤）、GBW07403（土壤）、GBW 09101（人发）。测试所得的主要元素和 Se 元素的相对标准偏差均在±10%以内，可以说我们的测试数据是准确的、可靠的。

3.3 研究方法

3.3.1 空间平滑

对于患病率较小的疾病（即小概率疾病），不同空间位置的人口基数不同使其患病率存在一定的误差，为了结果的可靠性和可比性，需要调整到大体一致且较为稳定的水平，即解决"小数问题"。可通过经验贝叶斯（Empirical Bayes Smoothing，EBS）算法对各空间单元的原始患病率数据进行平滑调整，以使原始患病率的估计值更趋近于真实值。EBS 算法的核心是通过借用"先验分布"来避免因为病例数或人口基数太小而导致的误差，且这种先验分布是基于已存在观测值的整体特征（整体均值）的。也就是说，如果原始数据的方差很小，经 EBS 算法调整后的数据基本没有变化。反之，如果原始数据的方差很大，则原始数据将会被调整至整体均值附近。位置 i 的平滑发病率：

$$H_i = \omega_i P_i + (1-\omega_i)\theta \qquad\qquad （式 3-1）$$

权重 ω_i 的计算式为：

$$\omega_i = \frac{\phi}{\phi + (\theta/P_i)} \qquad\qquad （式 3-2）$$

式中，

θ 为人口均值；

ϕ 为人口方差；

P_i 为人口数。

当 P_i 很大时，θ/P_i 趋近于 0，ω_i 趋近于 1，H_i 趋近于原始患病率；当 P_i 越来越小时，H_i 受 θ 的影响越来越大。

3.3.2　空间自相关

Tobler（1970）提出了地理学的第一定律——任何事物与别的事物之间都是相关的，但近处的事物比远处的事物相关性更强。地理数据由于受空间相互作用和空间扩散的双重影响，彼此之间均存在一定的关联性。地理空间数据具有的一个重要特性就是空间自相关（Spatial Autocorrelation），表征了分布在同一个区域内的观测数据中的一些变量之间具有的潜在相互依赖性。

近年来，随着 GIS 技术的发展，空间自相关理论及基于该理论发展的一系列空间模型在科学研究和实际应用中均非常广泛（倪书华，2014）。空间自相关可用相关统计量表征，即某空间位置上的数据的值或属性与其他空间位置上数据的值或属性间的空间依赖（Spatial Dependence）程度。

3.3.3　地理探测器模型

王劲峰等人（2017）认为，地理探测器是一套旨在识别空间分异并阐明其潜在因素的统计方法。地理探测器包含 4 个探测器：因子探测器、交互探测器、生态探测器和风险探测器。本研究采用因子探测器。因子探测用解释力 q 值来度量因变量的空间分异性，以及各自变量对因变量影响程度的解释能力。

$$q = 1 - \frac{\sum_{h=1}^{L} N_h \sigma_h^2}{N_\sigma^2} = 1 - \frac{\text{SSW}}{\text{SST}} \qquad （式 3\text{-}3）$$

L 为自变量 X 的分类数。N_h 和 N 分别为分类 h 和整个区域内单元的数量，σ_h^2 和 σ^2 分别为分类 h 和区域内因变量 Y 的方差。SSW 和 SST 分别为自变量 X 所有分类的方差之和，以及区域内的总方差。q 的值域为[0, 1]，q 值越大，表明该自变量 X 对因变量 Y 的影响程度越大。

3.3.4　蒋庆琅简略寿命表

寿命表是一种用于统计或计算人口寿命和人均预期寿命的表格，它根据特定人群的年龄组死亡率编制。

本研究采用世界卫生组织(WHO)推荐的蒋庆琅简略寿命表法(Liang., 1968),用 Excel 软件编制 2010 年西藏自治区各县人口简略寿命表,计算得出西藏各县人均预期寿命。

简略寿命表同完全寿命表相比,区别在于区间长度。区间 (x_i, x_{i+1}) 长度在表中为 $n_i = x_{i+1} - x_i$,大于 1 年。在表中,第 1 列是年龄区间 (x_i, x_{i+1});第 2 列是在该区间内的死亡概率 q_i;第 3 列是 x_i 岁时活着的人数 l_i;第 4 列是区间 (x_i, x_{i+1}) 内死亡的人数 d_i;第 5 列为区间 (x_i, x_{i+1}) 内一个人生存的时间占区间全长的平均成数 a_i;第 6 列为区间 (x_i, x_{i+1}) 内所有生活过的人在该区间里生活年数的总和 L_i;第 7 列为所有 x_i 岁的人在 x_i 岁之后生活的年数总和 T_i;第 8 列为 x_i 岁时的期望预期寿命 E_i。

计算年龄别死亡率 M_i:

$$M_i = D_i / P_i \qquad (式 3\text{-}4)$$

式中,

D_i 是死亡数;

P_i 是区间 (x_i, x_{i+1}) 内的年中人口数。

计算 q_i:

$$q_i = \frac{n_i M_i}{1 + (1 - a_i) n_i M_i} \qquad (式 3\text{-}5)$$

计算 d_i:

$$d_i = l_i q_i, \ \ i = 0, 1, \cdots, \omega - 1 \qquad (式 3\text{-}6)$$

并计算

$$l_{i+1} = l_i - d_i, \ \ i = 0, 1, \cdots, \omega - 1 \qquad (式 3\text{-}7)$$

计算 L_i:

$$L_i = n_i(l_i - d_i) + a_i n_i d_i, \quad i = 0, 1, \cdots, \omega - 1 \qquad (\text{式 3-8})$$

在编制寿命表时，寿命表最后一个年龄区间是半开区间，如 80 岁和 80 岁以上。此时，D_ω、M_ω、P_ω、T_ω、l_ω、d_ω 均为 ω 岁及 ω 岁以上的半开区间，而 $q_\omega = 1$。比值 d_x / L_x 是对应年龄 x 在寿命表上的死亡率，由于寿命表是由现时人口的年龄别死亡率决定的，所以寿命表上的死亡率和现时人口的死亡率一致，即：

$$d_x / L_x = M_i = D_i / P_i \qquad (\text{式 3-9})$$

当 ω 岁时活着的人 l_ω 最终会死亡，此时 $l_\omega = d_\omega$，得到：

$$L_\omega = l_\omega / M_\omega \qquad (\text{式 3-10})$$

式中，

M_ω 是 ω 岁及 ω 岁以上年龄别死亡率。

l_i 个人在 x_i 岁之后继续生活的年数总和为：

$$T_i = L_i + L_i + 1 + \cdots + L_\omega, \quad i = 0, 1, \cdots, \omega \qquad (\text{式 3-11})$$

x_i 岁的观察期望寿命为：

$$E_i = T_i / l_i, \quad i = 0, 1, \cdots, \omega \qquad (\text{式 3-12})$$

3.3.5 反距离加权插值法

反距离加权插值法（IDW），即参考周围已知点的值，并根据已知点和未知的预测点之间的距离来计算权重，进而得到预测点的插值（丁蓓蓓 等，2018）。表达式如下：

$$z(x_e) = \left(\sum_{i=1}^{m} \frac{z(x_i)}{d_i^n} \right) \bigg/ \left(\sum_{i=1}^{m} \frac{1}{d_i^n} \right) \qquad (\text{式 3-13})$$

式中，

$z(x_e)$ 为预测的风速插值；

i 表示第 i 个已知点；

$z(x_i)$ 为已知点 i 的风速值；

d_i 代表第 i 个已知点和预测点之间的欧氏距离；

n 代表距离权重放大指数。

利用 ArcGIS 软件实现反距离插值，分析微量元素的空间分布特征。

3.3.6　污染指数法

单因子指数、内梅罗综合污染指数和地累积指数，用来评价微量元素污染程度。

$$P_x = \frac{C_i}{S_i} \qquad\qquad （式 3-14）$$

$$P_N = \sqrt{\frac{(P_{max})^2 + (P_{ave})^2}{2}} \qquad\qquad （式 3-15）$$

$$I_{geo} = \log_2 \frac{C_i}{1.5 B_i} \qquad\qquad （式 3-16）$$

式中，

P_x 为污染物 i 的单因子污染指数；

C_i 为微量元素 i 的实测浓度；

S_i 为微量元素 i 的评价标准临界值（C_i 和 S_i 单位均为 mg·kg^{-1}）；

P_N 为内梅罗综合污染指数；

$P_{\max}$、P_{ave} 分别为最大单项污染指数和平均单项污染指数；

I_{geo} 为地累积指数；

C_i 为土壤样品中单个元素 i 的测量浓度；

B_i 为土壤元素背景值；

1.5 为修正系数。P_t、P_N、I_{geo} 污染等级如表 3-1 所示（Hakanson，1980）。

表 3-1 P_t、P_N、I_{geo} 污染等级

P_x	污染等级	P_N	污染等级	I_{geo}	污染等级
$P_x \leq 1$	无污染	$P_N \leq 0.7$	安全	$I_{\text{geo}} \leq 0$	无污染
$1 < P_x \leq 2$	轻污染	$0.7 < P_N \leq 1$	警戒线	$0 < I_{\text{geo}} \leq 1$	低度污染
$2 < P_x \leq 3$	中污染	$1 < P_N \leq 2$	轻污染	$1 < I_{\text{geo}} \leq 3$	中度污染
$P_x > 3$	重污染	$2 < P_N \leq 3$	中污染	$3 < I_{\text{geo}} \leq 4$	重度污染
		$P_N > 3$	重污染	$4 < I_{\text{geo}} \leq 5$	高度污染
				$5 < I_{\text{geo}}$	极度污染

利用 CF、C_d 和 m_{C_d} 进一步评价土壤中微量元素的污染程度。在这种情况下，C_d 表示使用 CF 的 n 种微量元素浓度的总和，而 m_{C_d} 表示 CF 的平均值。采用式（3-17）至式（3-19）进行所需的计算：

$$\text{CF} = \frac{C_m}{C_n} \qquad\qquad （式 3\text{-}17）$$

$$C_d = \sum_{i=1}^{M=n} \text{CF} \qquad\qquad （式 3\text{-}18）$$

$$m_{C_d} = \frac{\sum_{i=1}^{n} \text{CF}}{n} \qquad\qquad （式 3\text{-}19）$$

式中，

CF 为污染因子；

C_m 为微量元素的浓度；

C_n 为西藏地区背景值；

CF、C_d 和 m_{C_d} 指数的解释遵循 Hakanson（1980）建立的分类指南，具体分类级别如表 3-2 所示。

表 3-2　CF，C_d 和 m_{C_d} 指数的分类级别

级别	CF	C_d	m_{C_d}
无污染	CF<0	C_d<0	m_{C_d}<1.5
轻度污染	0≤CF<1	0≤C_d<5	1.5≤m_{C_d}<2
中度污染	1≤CF<3	5≤C_d<10	2≤m_{C_d}<4
重度污染	3≤CF<6	10≤C_d<15	4≤m_{C_d}<32
极度污染	CF>6	C_d>15	m_{C_d}>32

生物积累因子（BAF）是植物从土壤吸收、运输和储存有机质到植物的能力的定量衡量指标（Setia et al.，2023）。它提供了对植物耐受和积累微量元素能力的宝贵见解。土壤和粮食中微量元素的 BAF 使用 Ali 等人（2013）提出的公式计算：

$$BAF = \frac{C_g}{C_s} \qquad （式 3-20）$$

式中，

C_g 表示谷物中微量元素的测量浓度；

C_s 表示土壤中微量元素的测量浓度。

当 BAF 超过 1 时，表明微量元素大量积累，可能对人类健康构成重大风险。

评估研究区域土—水—粮系统中微量元素造成的生物毒性需要将测量到的微量元素浓度与其各自的阈值效应浓度（TEC）和可能效应浓度（PEC）进行比较（MacDonald et al.，2000）。如果测量的浓度低于 TEC，则表明没有生物毒性。相反，介于 TEC 和 PEC 之间的浓度表明元素污染可能对生态和人类健康造成影响。当测量浓度超过 PEC 时，生物毒性可能会升高。采用平均 PEC 商（mPEC-Q）来评估研究区域土—水—粮系统中微量元素生物毒性的综合影响。公式为：

$$\text{mPEC-}Q = \sum \left[\sum_{i=1}^{n} \left(\frac{C_i}{\text{PEC}_i} \right) \bigg/ n \right] \qquad （式 3\text{-}21）$$

式中，

C_i 为土—水—粮系统中各微量元素的浓度（mg/kg）；

PEC_i 为各微量元素对应的 PEC；

n 表示微量元素类别的数量。

根据 mPEC-Q 值将生物毒性分为 4 个风险级别：$\leq$0.1 为低风险，0.1$<$mPEC-$Q$$\leq$1 为中等风险，1$<$mPEC-$Q$$\leq$5 为较高风险，mPEC-$Q$$>$5 为高风险。

3.3.7　冗余分析

冗余分析是解释元素与土壤理化性质之间的关系的一种排序方法，能够综合分析多个变量产生的影响，有效评价一组变量对另一组变量的影响。其计算原理如图 3-1 所示。该方法能使处理过程中损失的信息尽可能减少。

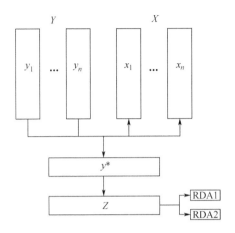

图 3-1 冗余分析计算原理

3.3.8 PMF 模型

PMF 基于因子分析发展而来,通过使用相关性和协方差矩阵简化高维变量,以确保源贡献值非负,目前在环境介质研究中广泛使用。其原理为将元素原始浓度分解为 3 个因素(源贡献、源成分谱及残差),计算如下:

$$X_{ij} = \sum_{k=1}^{p} G_{ik}F_{kj} + E_{ij} \tag{式 3-22}$$

$$Q = \sum_{i=1}^{n} \sum_{j=1}^{m} \left(\frac{E_{ij}}{U_{ij}} \right)^2 \tag{式 3-23}$$

$$U_{ij} = \begin{cases} \dfrac{5}{6}\mathrm{MLD}, & c < \mathrm{MLD} \\ \sqrt{(\sigma \times c)^2 + \mathrm{MLD}^2}, & c \geqslant \mathrm{MLD} \end{cases} \tag{式 3-24}$$

式中,

X_{ij} 代表原始浓度矩阵;

G_{ik} 代表源贡献矩阵;

F_{kj} 代表源成分谱矩阵；

E_{ij} 代表残差矩阵；

i 代表样品数量；

j 代表化学成分；

p 代表源个数；

k 代表第 k 个源。

式（3-22）中，通过获得最小化目标函数（Q）来获得 G_{ik} 和 F_{kj}。Q 的计算方法如式（3-23）所示。

U_{ij} 为不确定度，其表达式见式（3-24）。式中，MLD 为方法检出限；σ 为样品的误差数；c 为微量元素的实测浓度。

3.3.9 生态风险评估模型

采用修正后的潜在生态风险指数法来评估研究区环境介质中微量元素的污染状况和生态风险，其表达式如下：

$$PERI = \left(\frac{C_s}{S_s} + \frac{C_w}{S_w} \right) \times T_r^i \qquad （式3-25）$$

$$RI = \sum PERI_i \qquad （式3-26）$$

式中，

PERI 为潜在生态风险指数；

RI 为生态风险指数；

C_s、C_w 分别代表微量元素在土壤和水中的测量浓度；

S_s 为西藏土壤背景值，As、Cd、Cr、Ni、Pb 分别为 19.7 mg/kg、0.081 mg/kg、

76.6 mg/kg、32.1 mg/kg 和 29.1 mg/kg（中华人民共和国生态环境部，1990）；

S_w 为水中标准极限值，As、Cd、Cr、Ni、Pb 分别为 10 ug/L、5 ug/L、50 ug/L、20 ug/L 和 10 ug/L（中华人民共和国国家市场监督管理总局、中华人民共和国国家标准化管理委员会，2022）；

T_r^i 表示微量元素的毒性反应系数，As、Cd、Cr、Ni、Pb 的毒性反应系数分别为 10、30、2、5、5（Hakanson，1980）。

PERI 和 RI 的风险分类级别如表 3-3 所示。

表 3-3　PERI 和 RI 的风险分类级别

风险级别	分类	风险级别	分类
轻风险	PERI≤40	轻风险	RI≤150
中度风险	40 < PERI≤80	中度风险	150 < RI≤300
较高风险	80 < PERI≤160	高风险	300 < RI≤600
高风险	160 < PERI≤320	重度风险	600 < RI
重度风险	320 < PERI		

3.3.10　健康风险评估模型

3.3.10.1　确定性健康风险评估

健康风险评估（USEPA，2004；中华人民共和国国家卫生健康委员会，2021），采用 ADD 进行暴露评估，采用 HQ、HI、CR、TCR 进行风险表征。应用该模型进行人体健康风险评估，具体表达式如下：

$$\mathrm{ADD_{oral}} = \frac{C_i \times \mathrm{IR}_i \times \mathrm{EF} \times \mathrm{ED}}{\mathrm{BW} \times \mathrm{AT}} \qquad （式 3\text{-}27）$$

$$HI = \sum HQ = \frac{ADD_{oral}}{RfD} \qquad （式3-28）$$

$$TCR = \sum CR = ADD_{oral} \times SF \qquad （式3-29）$$

式中，

C_i 代表土壤、水和粮食中微量元素浓度的实测值；

IR_i 代表土壤、水和粮食的摄取率；

EF 代表暴露频率（单位：day/year）；

ED 代表暴露时间（单位：year）；

BW 指体重（单位：kg）；

AT 表示平均时间；

HQ 和 CR 分别是非致癌风险指数和致癌风险指数；

RfD 是参考剂量（下文中，RfD_e 代表参考剂量上限，RfD_i 代表参考剂量下限）；

SF 是致癌斜率因子；

HI 和 TCR 分别是每个微量元素的 HQ 和 CR 的和。

当 HQ>1 时，存在非致癌健康风险。

CR$\leqslant 1\times 10^{-4}$ 表示致癌风险在可接受的范围内，CR>1×10^{-4} 表示存在较高的致癌风险。健康风险评估相关参数如表 3-4 所示。

表3-4 健康风险评估相关参数

元素		单位	RfD_e	RfD_i	SF
TEs	As	mg/kg/day	0.0003	–	1.5
	Cd	mg/kg/day	0.001	–	6.1
	Cr	mg/kg/day	0.003	–	0.501

续表

元素		单位	RfD$_e$	RfD$_i$	SF
TEs	Hg	mg/kg/day	0.0003	—	—
	Pb	mg/kg/day	0.0014	—	0.0085
	Ni	mg/kg/day	0.020	—	—
ETEs	Mn	mg/kg/day	0.0743	0.1815	
	Fe	mg/kg/day	0.1485	0.6931	
	Cu	mg/kg/day	0.0099	0.1320	
	Zn	mg/kg/day	0.1361	0.6601	
	Se	mg/kg/day	0.0008	0.0066	

参数		单位	成人	儿童
EF		day/year	365	365
ED		year	6	45
BW		kg	21.7	55.3
AT		day	365×ED	365×ED
IR	粮食	kg/day	0.598	0.996
	土壤	g/day	0.05	0.02
	水	L/day	1.973	3.568

3.3.10.2　概率健康风险评估

概率健康风险评估是基于蒙特卡罗模拟（MCS）方法进行的，MCS 方法得到了美国国家科学院和美国环保署的认可，其基于随机抽样技术，在概率风险评估中得到了广泛应用（Fathabad et al.，2018；Yang et al.，2018）。

该方法使用 Crystal Ball 软件（version 11.1.2.4, Oracle, Inc, USA）执行，并进行了 10000 次迭代，产生了一致且可靠的统计结果。健康风险评估使用模拟 HQ 和 CR 值（考虑到第 95 百分位）。

3.3.11 随机森林模型

3.3.11.1 算法介绍

随机森林（RF）是 Breiman 提出的，其通过集成学习将多棵决策树集成，具体过程是：

有放回地随机选择训练集样本中个位数的样本，作为训练一个决策树的样本；

再随机从所有的 M 个特征中选择 m 个特征，以某种策略为标准来从中选择一个特征作为节点的分裂属性，直到决策树不能再分裂为止；

重复建立决策树，构成随机森林；

最后由结合器进行以下处理：如果是分类问题，选择多数分类结果作为最后的结果；在回归问题中，对多个回归结果取平均值作为最后的结果。

随机森林算法的优点在于便于处理高维数据、大规模数据，对噪声和异常值不敏感，能对特征进行重要性排序等，其原理如图 3-2 所示，现已被广泛运用于各领域的分类和回归问题中。

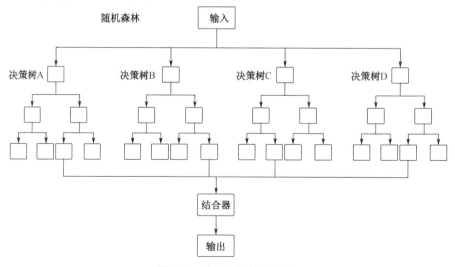

图 3-2　随机森林算法原理

3.3.11.2 模型评估

本研究主要选择总体精度（OA）、Kappa 系数、AUC 值为评价指标。OA 和 Kappa 系数的计算公式如下：

$$OA = \sum_{k=1}^{n} \frac{m_i}{N} \qquad （式 3-30）$$

$$Kappa系数 = \frac{N\sum_{i=1}^{n} m_i - \sum_{i=1}^{n}(G_i C_i)}{N^2 - \sum_{I=1}^{n} G_i C_i} \qquad （式 3-31）$$

式中，

m_i 为第 i 类分类正确的样本数；

C_i 为随机森林模型分为第 i 类的样本数；

G_i 为第 i 类真实样本数目；

n 为类别数；

N 为样本总量。

总体精度计算被正确划分的样本占总样本数的比例，是计算分类模型精确度最直观的方法，其与 Kappa 系数常用于评价模型整体性能。

Kappa 系数取值在-1 到 1 之间，越接近 1 则说明模型结果和真实结果越一致，Kappa 系数一致性等级如表 3-5 所示。

表 3-5　Kappa 系数一致性等级

Kappa 系数	一致性等级
<0	完全不一致
0～0.2	较低的一致性
0.21～0.4	一般的一致性

续表

Kappa 系数	一致性等级
0.41～0.6	中等的一致性
0.61～0.8	高度一致性
0.81～1	几乎完全一致

而 AUC 指标是从 ROC 曲线衍生而来的，其为评估二元分类性能的常见指标。ROC 曲线以假正率（被预测为正的负样本结果数占负样本实际数比例）为横轴，以真正率（正样本预测结果数与正样本实际数的商）为纵轴。AUC 值为 ROC 曲线下面积的大小，取值为 0～1，AUC 值越接近 1 说明模型性能越好。

参 考 文 献

ALI H, KHAN E, SAJAD M A. Phytoremediation of heavy metals—concepts and applications[J]. Chemosphere, 2013, 91(7): 869-881.

CHIANG C L. Introduction to stochastic processes in biostatistics[M]. New York: John Wiley and Sons, 1968: 837-838.

CHIDAMBARAM S, ANANDHAN P, PRASANNA M V, et al. Major ion chemistry and identification of hydrogeochemical processes controlling groundwater in and around Neyveli Lignite Mines, Tamil Nadu, South India[J]. Arabian Journal of Geosciences, 2013, 6: 3451-3467.

FATHABAD A E, SHARIATIFAR N, MOAZZEN M, et al. Determination of heavy metal content of processed fruit products from Tehran's market using ICP-OES: a risk assessment study[J]. Food and chemical toxicology, 2018, 115: 436-446.

HAKANSON L. An ecological risk index for aquatic pollution control. A sedimentological approach[J]. Water research, 1980, 14(8): 975-1001.

MACDONALD D D, INGERSOLL C G, BERGER T A. Development and evaluation of consensus-based sediment quality guidelines for freshwater ecosystems[J]. Archives of environmental contamination and toxicology, 2000, 39: 20-31.

SETIA R, DHALIWAL S S, SINGH R, et al. Ecological and human health risk assessment of metals in soils and wheat along Sutlej river (India)[J]. Chemosphere, 2023, 312: 137331.

YANG Q, LI Z, LU X, et al. A review of soil heavy metal pollution from industrial and agricultural regions in China: Pollution and risk assessment[J]. Science of the total environment, 2018, 642: 690-700.

丁蓓蓓, 刘根, 赵倩. 基于克里格插值法的重金属污染分布分析[J]. 中国环境管理干部学院学报, 2018, 28(04):44-47+51.

国家卫生健康委员会通告[J]. 中华人民共和国国家卫生健康委员会公报, 2021, (03):1.

环境保护局超级基金补救和技术创新办公室. 超级基金风险评估指南第一卷:人体健康评估手册（E 部分，皮肤风险评估补充指南）最终版[M]. 华盛顿特区:美国环境保护局, 2004.

倪书华. 空间统计学及其在公共卫生领域中的应用[J]. 汕头大学学报（自然科学版）, 2014, 29(04):61-67.

沈云龙, 周明伟. 西藏自治区环境地质分区评价[J]. 四川地质学报, 2011, 31(S2):89-92.

王劲峰, 徐成东. 地理探测器：原理与展望[J]. 地理学报, 2017, 72(01):116-134.

中华人民共和国国家市场监督管理总局, 中华人民共和国国家标准化管理委员会. 生活饮用水卫生标准（GB 5749-2022）[S]. 北京:中华人民共和国国家标准化管理委员会, 2022.

中华人民共和国生态环境部. 中国土壤元素背景值[M]. 北京:中国科学环境出版社, 1990.

张镱锂, 李炳元, 郑度. 论青藏高原范围与面积[J]. 地理研究, 2002, (01):1-8.

第
4
章

西藏人均预期寿命的
环境因子分析

4.1　西藏人均预期寿命的环境因子选择

人均预期寿命受自身因素和外部环境的共同影响（Oeppen et al.，2002）。而自身因素（如遗传生物学因素、生活方式）往往具有特异性，因此在地学视角范畴内外部环境对人均预期寿命的影响尤为重要。许多学者研究了社会经济因素对人均预期寿命的影响，如医疗卫生条件和居民收入（Aísa et al.，2014；Kawata，2009；Wilkinson，1992）。也有部分学者分析了地理环境（如海拔、地貌类型）（Ezzati et al.，2012；Wang et al.，2015）和生态环境（如植被类型、温度、湿润指数、降雨和太阳辐射）（Davis et al.，2016；Hajat et al.，2014；Juckett et al.，1993；Kaba，2009；Lowell et al.，2008；Lv et al.，2011）等对人均预期寿命的影响。

同时，地质环境中特有的微量元素的含量和分布深刻地影响着人类健康（Komatina，2004；Organization，1996；Warren et al.，1989）。岩石是土壤发育的母质，并决定土壤的结构和成分，地层中微量元素的富集和缺失可导致由其风化的土壤中该元素的富集和缺失，进而经由食物链影响当地居民的营养状态，从而预防或导致某些地方性疾病的发生，进而影响当地人均预期寿命（Anke et al.，1990）。

目前学者们更倾向于认为人均预期寿命是受多种环境因子共同影响的，但研究多集中在单因子的独立影响或双因子的简单复合作用，缺乏对社会经济、生态环境、地理环境和地质环境中多种环境因子的综合研究及其对人均预期寿命影响的定量分析。

因为特殊的环境条件，西藏自治区曾一度被认为是不适合人类居住的区域之一（Wuyi et al.，2004），2010 年西藏人均预期寿命比全国平均值低 6.66 岁（国家卫生和计划生育委员会，2014）。因此，通过对西藏人均预期寿命潜在环境因子的定量分析能够了解各因子的影响程度，进而探讨影响西藏人均预期寿命的关键环境因子和每个环境因子的重要影响类型或范围。

本研究选取了社会经济、地质环境、生态环境、地理环境四大环境类型中的 13 个人均预期寿命潜在影响因子：GRP、GRPPC（人均 GRP）、VEG（植被类型）、VEGR（植被区划）、RAD（年平均太阳辐射量）、TEM（年平均气温）、PRE（年平均降水量）、MI（湿润指数）、GEO（地貌）、ELE（海拔）、SOI（土壤类型）、TEC（构造区划）、STR（地层），并研究这些因子对西藏人均预期寿命的影响（见图 4-1）。通过离散化方法能有效处理连续数据，所有的数据通过 ArcMap 中的相交工具被格网提取（10 km×10 km 的网格），然后导入 Excel-Geodetector 中。

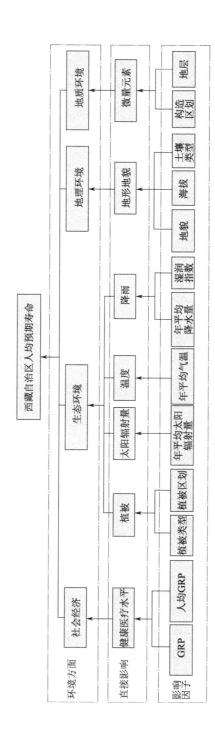

图 4-1　西藏人均预期寿命的选取影响因子及直接影响因素

4.2　西藏人均预期寿命空间特征

4.2.1　2010 年西藏人均预期寿命空间分布

2010 年西藏人均预期寿命为 70.32 岁，女性人均预期寿命为 72.55 岁，男性人均预期寿命为 68.17 岁。人均预期寿命最高的是拉萨市达孜区，达到 81.13 岁，而人均预期寿命最低的是阿里地区日土县（57.72 岁）。

西藏人均预期寿命高的地区主要分布在日喀则市、拉萨市、山南市、林芝市北部和昌都市，较高区域沿条带状分布。相比之下，阿里地区和那曲市的人均预期寿命较低。

热点图（Hot Spot Map）用于识别具有统计显著性的空间聚类分布的高值和低值（Shafer et al.，2011），我们通过在 ArcGIS 10.8 中使用 Getis-Ord General G 工具来探索人均预期寿命的热点和冷点分布，发现高值的聚类分布位于山南市、拉萨市、日喀则市东部和昌都市东部，而低值的聚类分布位于那曲市西北部和阿里地区西部。

4.2.2　2020 年西藏人均预期寿命空间分布

我们根据 2020 年公布的第七次全国人口普查数据计算得出，西藏自治区人均预期寿命的平均值为 77.28 岁，人均预期寿命较高的地区主要有拉萨市城关区（95.46 岁）、山南市乃东区（88.01 岁）、日喀则市桑珠孜区（87.16 岁），以及昌都市东部、山南市北部等县区；相比之下，那曲市的双湖县（68.72 岁）、阿里地区的措勤县（70.18 岁）及日喀则市北部等人均预期寿命较低。

人均预期寿命的空间分布特征大致呈现由东南向西北部地区递减的趋势，这与经济发展状况和自然环境状况紧密相关。

西藏自治区总体经济水平对人均预期寿命的影响要大于个体家庭户的影响，人均预期寿命相对较低的地区，人口稀少，交通不便，且当地的医疗卫生条件和公共服务设施比较落后，导致人均预期寿命普遍较低。而生活在经济发展水平高的地区的人们可以享受到更好的医疗卫生条件，公共服务设施的改善也可以帮助当地居民形成良好的健康意识，这无疑对人均预期寿命的提高是有益的。

此外，居民通过购买食物来改善生活条件，避免单一的饮食，从一定程度上也降低了某些疾病的发生，进而人均预期寿命也会有所提高。

4.2.3　2010 年和 2020 年西藏人均预期寿命的对比分析

表 4-1 所示为不同年份西藏各地市人均预期寿命的描述性统计结果。

表 4-1　不同年份西藏各地市人均预期寿命的描述性统计结果

第六次全国人口普查 （2010 年）	人均预期寿命 （岁）	极差（岁）	标准差（岁）	变异系数
阿里地区	66.95	14.79	5.68	0.08
昌都市	74.80	17.89	5.56	0.07
拉萨市	79.09	20.45	7.68	0.10
林芝市	73.23	15.15	5.03	0.07
那曲市	63.44	9.41	3.70	0.06
日喀则市	73.34	17.31	4.45	0.06
山南市	75.71	28.08	7.41	0.10

第七次全国人口普查 （2020 年）	人均预期寿命（岁）	极差（岁）	标准差（岁）	变异系数
阿里地区	76.04	11.32	4.58	0.06
昌都市	78.51	16.18	4.81	0.06
拉萨市	81.77	9.46	3.14	0.04
林芝市	78.64	11.87	4.01	0.05
那曲市	74.13	11.41	3.88	0.05
日喀则市	74.42	19.89	4.62	0.06
山南市	79.74	14.42	4.42	0.06

表 4-1 反映了在第六次和第七次全国人口普查中，西藏地市级人均预期寿命的绝对差异和相对差异，其中，标准差反映了绝对差异，变异系数反映了相对差异。

图 4-2 所示为 2010 年与 2020 年西藏各地市的人均预期寿命标准差。从第六次全国人口普查到第七次全国人口普查，阿里地区人均预期寿命的标准差从 5.68 岁缩小到了 4.58 岁，缩小了 1.1 岁。昌都市人均预期寿命的标准差从 5.56 岁缩小到了 4.81 岁，缩小了 0.75 岁。拉萨市人均预期寿命的标准差从 7.68 岁缩小到了 3.14 岁，缩小了 4.54 岁。林芝市人均预期寿命的标准差从 5.03 岁缩小到了 4.01 岁，缩小了 1.02 岁。那曲市人均预期寿命的标准差从 3.70 岁增长到了 3.88 岁，增长了 0.18 岁。日喀则市人均预期寿命的标准差从 4.45 岁增长到了 4.62 岁，增长了 0.17 岁。山南市人均预期寿命的标准差从 7.41 岁缩小到了 4.42 岁，缩小了 2.99 岁。西藏大多数地市人均预期寿命的标准差值逐渐减小说明各地市间的绝对差异在不断减小。

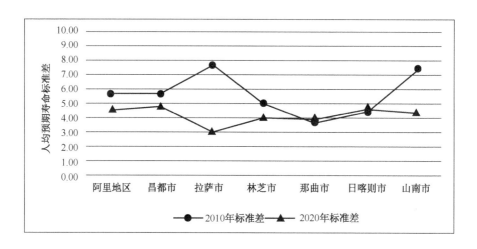

图 4-2　2010 年与 2020 年西藏各地市的人均预期寿命标准差

图 4-3 所示为 2010 年与 2020 年西藏各地市的人均预期寿命变异系
数。从第六次全国人口普查到第七次全国人口普查，阿里地区人均预期寿
命的变异系数由 0.08 下降至 0.06，昌都市人均预期寿命的变异系数由 0.07
下降至 0.06，拉萨市人均预期寿命的变异系数由 0.10 下降至 0.04，林芝市
人均预期寿命的变异系数由 0.07 下降至 0.05，那曲市人均预期寿命的变

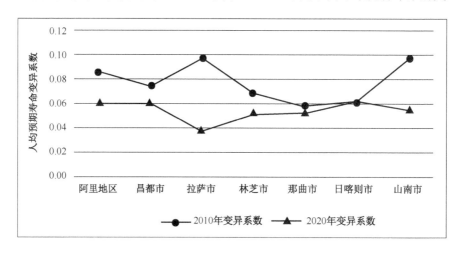

图 4-3　2010 年与 2020 年西藏各地市的人均预期寿命变异系数

异系数由 0.06 下降至 0.05，日喀则市人均预期寿命的变异系数为 0.06，人均预期寿命的变异系数较稳定。以上结果表明西藏各地市人均预期寿命虽然仍存在区域性差异，但是该差异在不断减小。

　　图 4-4 所示为 2010 年与 2020 年西藏各地市的人均预期寿命。西藏人均预期寿命从 2010 年的 70.32 岁提升到 2020 年的 77.28 岁。2010 年，拉萨市（79.09 岁）人均预期寿命是西藏自治区最高值，最低值是那曲市（63.44 岁），相差 15.65 岁。该时期，西藏共 5 个地市人均预期寿命高于西藏人均预期寿命，占了西藏的 71.43%。2020 年，人均预期寿命最高的仍然是拉萨市（81.77 岁），最低的是那曲市（74.13 岁），相差 7.64 岁。

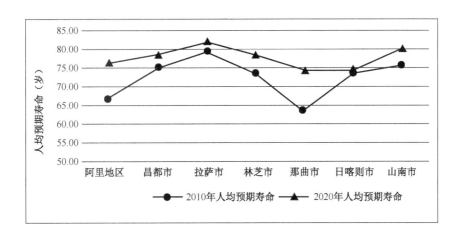

图 4-4　2010 年与 2020 年西藏各地市的人均预期寿命

　　由图 4-4 可知，阿里地区和那曲市的人均预期寿命低于其他地市，说明地理位置偏远、气候恶劣、医疗资源匮乏等原因会导致人均预期寿命降低。在第六次全国人口普查至第七次全国人口普查的 10 年间，阿里地区人均预期寿命由 66.95 岁提升至 76.04 岁，其人均预期寿命大致与西藏平均水平持平；昌都市人均预期寿命由 74.80 岁提升至 78.51 岁，其人均预期寿命大于西藏人均预期寿命；拉萨市人均预期寿命由 79.09 岁提升至

81.77 岁，其人均预期寿命大于西藏人均预期寿命；林芝市人均预期寿命由 73.23 岁提升至 78.64 岁，其人均预期寿命大致与西藏平均水平持平；那曲市人均预期寿命由 63.44 岁提升至 74.13 岁，其人均预期寿命大致与西藏平均水平持平；日喀则市人均预期寿命由 73.34 岁提升至 74.42 岁，其人均预期寿命大致与西藏平均水平持平；山南市人均预期寿命由 75.71 岁提升至 79.74 岁，其人均预期寿命大于西藏人均预期寿命。以上说明 10 年间西藏各地市的人均预期寿命差异在波动中不断得到改善，且其变化趋势与西藏总体保持一致。

4.3　西藏人均预期寿命的环境因子分析

4.3.1　西藏人均预期寿命的环境因子探测

表 4-2 所示为西藏人均预期寿命影响因子的 q 值及适宜范围或类型。通常认为，当 q 值大于 0.2 的影响因子即能较好地解释空间分布模式，可被认为是重要的影响因子（Li et al., 2013）。因此，GRP、TEC、VEGR、RAD、VEG 和 GRPPC 是重要的影响因子，对西藏人均预期寿命有较大的影响。此外，STR、TEM 和 PRE 接近 0.2，表明这些因子对西藏人均预期寿命有一定影响。而 MI、GEO、ELE 和 SOI 小于 0.15，可认为这些因子对西藏人均预期寿命影响较小。

表 4-2　西藏人均预期寿命影响因子的 q 值及适宜范围或类型

影响因子	q 值	范围或类型	人均预期寿命（岁）
GRP（百万元）	0.365	745.75～2902.06	76.00
TEC	0.352	横断	71.03
VEGR	0.278	温性草原地带	70.93
RAD（MJ/m²）	0.244	5604.72～5982.36	73.50
VEG	0.202	针阔叶林混交	72.15
GRPPC（元）	0.200	19705.01～49860.00	73.85
STR	0.194	$\delta o \frac{1}{5}$、Σ_4^3	80.36
TEM（℃）	0.187	0.01～5.00	71.90
PRE（mm）	0.186	400.01～600.00	70.07
MI	0.138	0.01～40.00（湿润）	68.59
GEO	0.126	大起伏	69.86
ELE	0.088	3657.46～4338.46	71.63
SOI	0.046	半淋溶土	73.39

注：$\delta o \frac{1}{5}$（花岗岩类，石英闪长（斑）岩，印支期）、Σ_4^3（超镁铁质岩类，超镁铁质岩，华力西晚期）。

4.3.2　西藏人均预期寿命的环境因子的主要影响范围或类型的分析

风险探测器分析了不同影响因子下的人均预期寿命是否存在统计差别，并用 t 统计量来检验（95%置信区间），同时还给出了各范围或类型对应的人均预期寿命。结果显示，西藏人均预期寿命最大值对应的适宜范围或类型与西藏人均预期寿命高值的空间分布表现出了较高的一致性（见表 4-2）。

4.3.3　西藏人均预期寿命的环境因子的交互作用分析

交互探测器用来分析两个影响因子的交互关系,探明其是独立作用或是交互作用。通过结果发现,所有影响因子的两两交互作用均显示增强,即使是本来影响较小的因子在与其他因子交互作用时也会增强对西藏人均预期寿命的影响。影响因子交互作用后的 q 值大于 0.5 的结果列于表 4-3 中。

表 4-3　影响因子交互作用后的 q 值（＞0.5）

C=A∩B	q 值			交互结果	交互类型
	A	B	D = A+B		
GRP∩GRPPC =0.861	0.365	0.200	0.565	C>D; C>Max(A,B)	↑↑
GRP∩TEC=0.695	0.365	0.352	0.717	C<D; C>Max(A,B)	↑
TEC∩GRPPC=0.596	0.352	0.200	0.552	C>D; C>Max(A,B)	↑↑
GRP∩RAD=0.595	0.365	0.244	0.609	C<D; C>Max(A,B)	↑
GRPPC∩PRE=0.592	0.200	0.186	0.386	C>D; C>Max(A,B)	↑↑
GRP∩PRE=0.587	0.365	0.186	0.551	C>D; C>Max(A,B)	↑↑
GRP∩VEGR=0.575	0.365	0.278	0.643	C<D; C>Max(A,B)	↑
RAD∩GRPPC=0.562	0.244	0.200	0.444	C>D; C>Max(A,B)	↑↑
GRP∩MI=0.554	0.365	0.138	0.503	C>D; C>Max(A,B)	↑↑
GRP∩STR=0.534	0.365	0.194	0.559	C<D; C>Max(A,B)	↑
TEC∩RAD=0.526	0.352	0.244	0.596	C<D; C>Max(A,B)	↑
VEGR∩GRPPC=0.522	0.278	0.200	0.478	C>D; C>Max(A,B)	↑↑
VEGR∩RAD=0.520	0.278	0.244	0.522	C<D; C>Max(A,B)	↑
GRP∩VEG=0.507	0.365	0.202	0.567	C<D; C>Max(A,B)	↑

注:"↑"代表 A 和 B 双因子增强;"↑↑"代表 A 和 B 非线性增强。

社会经济因素的交互作用对西藏人均预期寿命影响最大,GRP 和 GRPPC 交互作用的 q 值为 0.861,这两个影响因子呈非线性增强。此外,社会经济因素与环境因素交互作用大于环境因素中影响因子的两两交互作用，例如，GRP 和 TEC 交互作用的 q 值大于 TEC 和 RAD。因此，任何两个因子的交互作用加大了对西藏人均预期寿命的影响。

4.3.4　西藏人均预期寿命的环境因子讨论

我们使用地理探测器分析得到，GRP、TEC、VEGR、RAD、VEG、GRPPC 对西藏人均预期寿命有较大的影响（$q \geqslant 0.2$），STR、TEM 及 PRE 表现出了一定的影响（$0.15 \leqslant q < 0.2$），而 MI、GEO、ELE 和 SOI 对西藏人均预期寿命影响较小（$q < 0.15$）。此外，这些因子的交互作用都能增强对西藏人均预期寿命的影响，虽然 STR、TEM、PRE 各自仅表现出了对西藏人均预期寿命一定的影响，但是当这些因子和主要影响因子共同作用时显著增强了对西藏人均预期寿命的影响。

从整体来看，对西藏人均预期寿命影响最大的是社会经济因素，包括 GRP（$q = 0.365$）和 GRPPC（$q = 0.200$）两个因子，社会经济中地区整体经济水平对人均预期寿命的影响大于个人经济水平。这可能由于西藏自治区地广人稀且交通不便，当地居民的健康主要依赖于当地的医疗条件与公共服务等（来有文等，2012；梅虎，2008）。

对于 GRP 高的地区，当地居民能够享受到的医疗设施与公共服务体系更完善。同时，公共服务体系中教育设施的完善，致使当地居民受教育程度较高，有助于形成健康意识，能够对当地居民的人均预期寿命带来有利影响（Aísa et al.，2014）。

GRPPC 最大值对应着最高人均预期寿命，当居民收入足够高时，可通过购买交通工具克服交通不便造成的就医困难、购买食物困难，同时能够改善居住条件，避免当地单一的饮食结构。GRPPC 对人均预期寿命的影响结果与西藏县级 Preston 曲线基本吻合（见图 4-5），GRPPC 的增长会促使人均预期寿命有较大的增长。

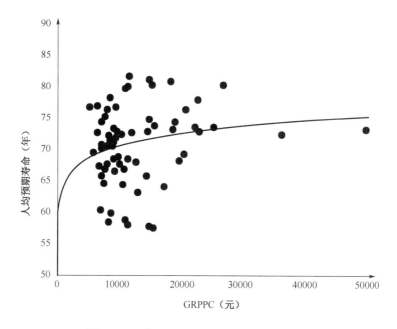

图 4-5　西藏县级 Preston 曲线（2003 年）

我们对地质环境中 TEC（$q = 0.352$）的分析表明，横断构造区的人均预期寿命值最高，达到 71.03 岁。横断构造区经历了不同阶段的特提斯演化和喜马拉雅期陆内碰撞造山阶段的板块相互作用，构造区内超基性—基性—中酸性—碱性火成岩广泛出露（王义昭，2006）。虽然 STR 同西藏人均预期寿命的相关性相对较小（$q = 0.194$），但地层岩性中的 2 类火成岩（石英闪长岩和超镁铁质岩）均对应了较高的人均预期寿命，且在 $\delta o\frac{1}{5}$ 和 Σ_4^3 两个火成岩类型中人均预期寿命均达到了 80.36 岁。学者们对国内长寿地区的研究也发现，这些长寿地区周边往往伴随着火成岩的出露，如海南岛（邹和平，1997）、广西巴马（姚明 等，2016）、南新疆（Liu et al.，2014）、山东济宁（高楹 等，2018）、南秦岭（雒昆利，2002；吴树仁 等， 2006）

等地。火成岩中还富含人体所需的多种微量元素，如 Fe、Zn、Cu、Se、Li、V、Co、Ni 等，而 Pb、Cd、Hg、As 等潜在有毒元素含量较少（Cox，2013；张玉泉，1998），这些微量元素可通过生物地球化学循环进入人体，进而影响人体健康和寿命。大部分火成岩出露区的水中往往也含有超过国家饮用天然矿泉水标准（中华人民共和国国家质量监督检验检疫总局，2008）的 Li、Sr、Se、偏硅酸等元素（刘永林 等，2013），能够对人体健康产生有利影响，进而增加当地的人均预期寿命。

　　生态环境中的 VEGR（$q = 0.278$）、RAD（$q = 0.244$）、VEG（$q = 0.202$）、TEM（$q = 0.187$）和 PRE（$q = 0.186$）因子对西藏人均预期寿命也有一定的影响。植被区划和植被类型在一定程度上是气候、地理环境影响下植被群落的综合表征，综合反映气候对人均预期寿命的影响。通过表 4-4 可知，随着 RAD 的增加，西藏人均预期寿命先升后降，RAD 的适宜区间为 $5604.72 \sim 5982.36 \, \text{MJ/m}^2$。这与部分学者研究得出的过高的太阳辐射量对

表 4-4　连续生态环境因子（RAD、TEM 和 PRE）各区间对应人均预期寿命值

RAD（MJ/m²）	4393.68~5135.87	5135.88~5604.71	5604.72~5982.36	5983.37~6307.92	6307.93~6633.48	6633.49~6919.91	6919.92~7193.40	7193.40~7714.20	
人均预期寿命（岁）	65.87	69.30	73.50	67.32	62.36	66.70	68.07	64.95	
TEM（℃）	<-15.00	-15.00~-10.00	-10.01~-5.00	-5.01~0.00	0.01~5.00	5.01~10.00	10.01~15.00	15.01~20.00	>20.00
人均预期寿命（岁）	60.20	61.23	63.82	66.65	71.90	70.86	67.73	68.76	68.22
PRE（mm）	<100.00	100.00~200.00	200.01~400.00	400.01~600.00	600.01~800.00	800.01~1000.00	>1000.00		
人均预期寿命（岁）	62.43	66.71	66.74	70.07	69.30	67.42	66.56		

人均预期寿命的增加造成不利影响（Juckett et al.，1993），而适当低剂量的辐射显著降低了男性非患癌疾病的死亡率（Mine et al.，1990）的结论相吻合。气温对西藏人均预期寿命也会带来一定的影响，同时也有研究表明气温是影响人类健康的一个重要决定性因素（Mills，1949），Huang 等人（2012）研究得出，温度与剩余寿命的年数之间的关系是"U"形的，在寒冷和炎热的气温条件下人均预期寿命降低。可以看出，西藏人均预期寿命的最适宜年平均气温为 0.00～10.00℃，年平均降水量为 400.00～800.00 mm。

总体来看，生态环境处于高原亚温带、植被类型为山地寒温性针阔叶混交林地带、较低的太阳辐射量能够对西藏人均预期寿命带来一定有利影响。而生态环境因子中的 MI（q=0.138）和地理环境因子中的 GEO（q=0.126）、ELE（q=0.088）、SOI（q=0.046）对西藏的人均预期寿命影响较小。

4.4　本章小结

本章从社会经济、生态环境、地质环境和地理环境中选取了 13 个人均预期寿命的潜在影响因子，通过使用地理探测器对西藏人均预期寿命的一组多重和相互关联的潜在影响因子进行研究，定量分析了这些影响因子对西藏人均预期寿命的影响及其相互作用，得出以下结论。

（1）2010 年西藏人均预期寿命为 70.32 岁，女性人均预期寿命为 72.55 岁，男性人均预期寿命为 68.17 岁。人均预期寿命最高的是拉萨市达孜区，达到 81.13 岁，而人均预期寿命最低的是阿里地区日土县（57.72 岁）。西藏人均预期寿命高的地区主要分布在日喀则市、拉萨市、山南市、林芝市北部和昌都市，这些区域沿条带状分布。

（2）西藏人均预期寿命在社会经济水平发达地区较高，而地质环境中的火成岩出露地区为最大值。

（3）生态环境对西藏人均预期寿命有一定的影响，而地理环境对西藏人均预期寿命影响较小。较低的太阳辐射量、适中的气温和降水量能对当地人均预期寿命带来有利影响。

（4）可以推测，西藏的人均预期寿命主要受社会经济、地质环境和生态环境的影响，且这些环境因子的相互作用增加了彼此对西藏人均预期寿命的影响程度。

本研究有助于了解西藏人均预期寿命的各潜在影响因子并探明当地人均预期寿命高值的适宜范围或类型，为当地政府制定人口管理和易地搬迁等相关政策提供依据。但由于西藏自治区从 2015 年开始才实现 7 地市首府城市空气污染物浓度的监测，并无 2010 年各县的空气污染物监测数据，因此，本研究未能将空气污染物作为影响因素考虑。后续还应探索更多的人均预期寿命潜在环境因子，并与我国其他地区进行对比，这将有助于更加深入地研究人均预期寿命的影响机理。

参 考 文 献

AÍSA R, CLEMENTE J, PUEYO F. The influence of (public) health expenditure on longevity[J]. International journal of public health, 2014, 59(5): 867-875.

ANKE M, GROPPEL B, ARNHOLD W, et al. The influence of the Ultra Trace Element deficiency (Mo, Ni, As, Cd, V) on growth, reproduction performance and life expectancy[J]. Trace Elements in Clinical Medicine, 1990: 361-376.

COX K G, et al. The interpretation of Igneous Rocks[M]. Crows Nest, New South Wales: George Allen & Unwin, 1979, 12-41.

DAVIS R E, MCGREGOR G R, ENFIELD K B. Humidity: A review and primer on atmospheric moisture and human health[J]. Environmental Research, 2015, 144(Pt A): 106-116.

EZZATI M, HORWITZ M E, THOMAS D S K, et al. Altitude, life expectancy and mortality from ischaemic heart disease, stroke, COPD and cancers: national population-based analysis of US counties[J]. Journal of Epidemiology & Community Health, 2012. 66(7), e17.

HAJAT S, VARDOULAKIS S, HEAVISIDE C, et al. Climate change effects on human health: projections of temperature-related mortality for the UK during the 2020s, 2050s and 2080s[J]. Journal of Epidemiology & Community Health, 2014, 68(7): 641- 648.

HUANG C, BARNETT A G, WANG X, et al. The impact of temperature on years of life lost in Brisbane, Australia[J]. Nature Climate Change, 2012,

2(4): 265-270.

JUCKETT D A, ROSENBERG B.Correlation of human longevity oscillations with sunspot cycles[J]. Radiation Research, 1993, 133(3):312-320.

KABA A I. Life expectancy, death rates, geography, and black people: A statistical world overview[J]. Journal of Black Studies, 2009, 39(3): 337-347.

KAWATA Y. Socioeconomic factors influencing longevity in Japan[J]. Atlantic Economic Journal, 2009, 37(1):113-114.

KOMATINA M. Medical geology: effects of geological environments on human health[M]. Amsterdam, Netherlands: Elsevier, 2004.

LI S, WANG M, YANG Q, et al. Enrichment of Arsenic in surface water, stream sediments and soils in Tibet[J]. Journal of Geochemical Exploration, 2013, 135(1): 104-116.

LIU Y L, LUO K L, LIN X X, et al. Regional distribution of longevity population and chemical characteristics of natural water in Xinjiang, China[J]. Science of the Total Environment, 2014b, s 473–474(473): 54-62.

LOWELL W E, DAVIS JR G E. The light of life: Evidence that the sun modulates human lifespan[J]. Medical Hypotheses, 2008, 70(3): 501-507.

LV J, WANG W, LI Y. Effects of environmental factors on the longevous people in China[J]. Archives of Gerontology & Geriatrics, 2011, 53(2), 200-205.

MILLS C A. Temperature dominance over human life[J]. Science, 1949, 110(2855): 267-271.

MINE M, OKUMURA Y, ICHIMARU M, et al. Apparently beneficial effect of low to intermediate doses of A-bomb radiation on human lifespan[J]. International Journal of Radiation Biology & Related Studies in Physics Chemistry & Medicine, 1990, 58(6): 1035.

OEPPEN J, VAUPEL J W. Broken limits to life expectancy[J]. Science, 2002, 296(5570): 1029-1031.

PRESTON S H. The changing relation between mortality and level of economic development.1975[J]. Bulletin of the World Health Organization, 2003, 81(11): 833.

SHAFER A B A, CÔTÉ S D, COLTMAN D W. Hot spots of genetic diversity descended from multiple Pleistocene refugia in an alpine ungulate[J]. Evolution, 2011, 65(1): 125-138.

WANG S, LUO K, LIU Y. Spatio-temporal distribution of human lifespan in China[J], 2015, 5(5), 832-846.

WARREN H V. Geology, trace elements and health[J]. Social Science & Medicine, 1989, 29(8): 923-926.

WILKINSON R G. Income distribution and life expectancy[J]. BMJ, 1992, 304(6820): 165-168.

WUYI W, RIBANG L, et al. Regional comprehensive assessment on environment-health of China[J]. Journal of Geographical Sciences, 2004, 14(2): 187- 192.

高櫵, 田原. 山东济南东南部狼猫山水库上游山区地下水化学特征[J]. 资源科学, 2018, 40(2):359-368.

国家卫生和计划生育委员会. 中国卫生和计划生育统计年鉴[M]. 北京: 中国协和医科大学出版社, 2014.

来有文, 扎西达娃, 李顺平. 西藏医疗设备配置与利用状况调查分析[J]. 中国卫生经济, 2012, 31(8):19-22.

刘永林, 雒昆利, 倪润祥, 等. 新疆于田县优质富锂富锶天然饮用矿泉水及其开发前景[J]. 自然资源学报, 2013, 28(12):2150-2158.

雒昆利, 徐立荣, 向连华. 南秦岭大巴山区河流、泉水、井水的含硒量及其分布规律[J]. 地质学报, 2003, (03):389-394.

梅虎. 西藏交通社会效益评价及优化研究[J]. 地理科学, 2008, (02), :205-208.

王义昭. 神奇美丽的横断山：地壳演化塑造的奇迹——"三江并流"世界自然遗产地形成地质背景浅析[J]. 地质通报, 2006, (Z1):282-294.

吴树仁, 张永双, 韩金良, 等. 三峡水库引水工程秦巴段工程地质条件研究[J]. 地球学报, 2006, 27(5):487-494.

姚明, 缪秉魁, 苑鸿庆, 等. 广西巴马花岗斑岩型稀有金属矿床地质特征及找矿方向[J]. 桂林理工大学学报, 2016, 36(01), 131-136.

张玉泉, 谢应雯. 横断山区花岗岩类地球化学[M]. 科学出版社, 1995.

中国气象局. 中华人民共和国气候图集[M]. 北京: 中国气象出版社, 2002:250.

中华人民共和国国家质量监督检验检疫总局, 中国国家标准化管理委员会. 饮用天然矿泉水[M]. 北京:中国标准出版社, 2008.

邹和平. 海南岛后地台造山—造盆模型:火成岩地球化学制约[J]. 大地构造与成矿学, 1997, 39(5):117-123.

第
5
章

西藏典型区大骨节病患病风险因子定量分析

5.1　西藏昌都市大骨节病患病风险因子定量分析

5.1.1　昌都市大骨节病患病率

本研究选取的昌都市大骨节病（KBD，Kashin-Beck Disease）病例均由医院和县卫生局的医生进行了验证，数据由西藏自治区疾病预防控制中心、西藏卫生和计划生育委员会 2015 年地方年度报告（见表 5-1）提供。当地卫生和计划生育部门拒绝提供可对应个人病例（涉及个人隐私）数据，因此我们无法将病例数据与空间点精确匹配。

表 5-1　昌都市各县（区）患病率

县（区）名	观察人口（万人）	大骨节病患病行政村数（个）	大骨节病病例数（个）	大骨节病患病率（%）
卡若区	12.49	7	114	0.09
贡觉县	4.30	2	81	0.19
洛隆县	4.86	25	1,734	3.57

续表

县（区）名	观察人口（万人）	大骨节病患病 行政村数（个）	大骨节病 病例数（个）	大骨节病患病率（%）
江达县	8.40	20	56	0.07
丁青县	7.60	8	1,686	2.22
类乌齐县	5.00	1	5	0.01
左贡县	4.70	33	242	0.51
察雅县	5.70	12	1,100	1.93
芒康县	9.80	14	1,163	1.19
边坝县	3.60	69	4,013	11.15
八宿县	4.20	37	1,010	2.40
合计	70.65	228	11,204	1.59

5.1.2　昌都市大骨节病的环境因子选择

三大环境病原学假说包括生物地球化学说（地方性硒缺乏）（Guo et al.，2015；Li et al.，2012；Stone，2009；Tan et al.，2002；Yang et al.，1993）、粮食真菌毒素中毒说（真菌毒素生产真菌的严重谷物污染）（Chasseur et al.，2003；Malaisse et al.，2008；Sun et al.，2012）和饮水中有机物中毒说（饮用水中的高腐植酸水平）（La Grange et al.，2001；Peng et al.，1999；Zhai，1990；王予健，1991），已被提出许久，但大骨节病的具体病因目前仍是未知的。

三大假说目前均存在一些难以解释的问题：生物地球化学说无法解释大骨节病在某些低硒地区患病情况不显著，而在某些不低硒区却有大骨节病发生的现象（Koivistoinen et al.，1986；Sundström et al.，1985；Thomson et al.，1980）。此外，一项补碘补硒的随机临床试验表明，为期一年的补充并未从临床和放射学方面改善儿童大骨节病病情（Mathieu et al.，2001；Moreno-Reyes et al.，1998）。粮食真菌毒素中毒说和饮水中有机物中毒说在流行病学上无法解释病区近距离灶状分布问题（郭雄，2008）。

基于空间变异理论，Wang 等人（2010）设计的地理探测器可以使用空间方差来量化单因素及其与响应变量的隐含相互作用的相对重要性。它可以测量大骨节病患病率与潜在影响因素之间的空间一致性和统计学意义（Wang et al.，2012）。

5.1.3 昌都市大骨节病的环境因子分析

因子探测器用来计算每个因子的 q 值，如图 5-1 所示，我们选取了 TEC（构造区划）、STR（地层）、MI（湿润指数）、GDP、PRE（年平均降水量）、SOI（土壤类型）、GRO（地下水类型）、ELE（海拔）、TEM（年平均气温）、VEG（植被类型）、GEO（地貌）、SD（坡度）和 SA（坡向）这 13 个地理环境因子，研究这些因子对昌都市大骨节病患病率的影响程度。

各因子的 q 值排序如下：TEC（0.560）>STR（0.467）>MI（0.334）>GDP（0.314）>PRE（0.294）>SOI（0.117）>GRO（0.088）>ELE（0.081）>TEM（0.051）>VEG（0.043）>GEO（0.042）>SD（0.012）>SA（0.003）。在这些因子中，TEC 和 STR 的 q 值大于其他因子。一般认为，当某因子的 q 值大于 0.2，即认为该因子是重要的影响因子，其能够较强地解释空间分布。因此，TEC、STR、MI、GDP、PRE 很可能对研究区的大骨节患病率有很大的影响。此外，GRO、ELE、TEM、VEG、GEO、SD 和 SA 等因子的 q 值小于 0.1，可能对大骨节病的患病率影响很小。

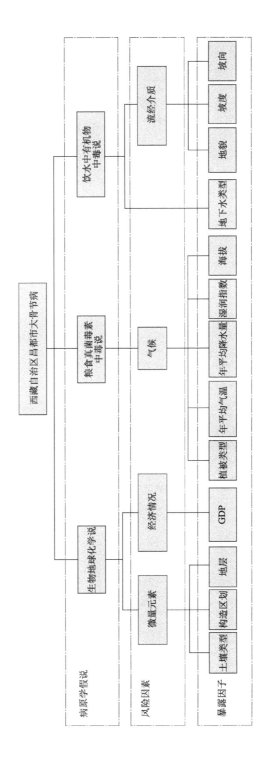

图 5-1　病原学假说、风险因素、暴露因子关系

5.1.4 昌都市大骨节病的环境因子的主要影响范围或类型的分析

风险探测器用于显示每个影响因子影响范围或类型的平均大骨节病发病率。如表 5-2 所示，我们发现 5 个影响最大的因子的主要影响范围或类型分别是：念青唐古拉分区（TEC），上侏罗纪（STR），48.43～75.63（MI），1.10～1.32 亿元（GDP），606.20～630.84 mm（PRE）。

表 5-2　研究区大骨节病主要影响范围或类型

影响因子	影响范围或类型	大骨节病平均患病率（%）
TEC	念青唐古拉	6.58
STR	上侏罗纪	7.70
MI	48.43～75.63	11.15
GDP（亿元）	1.10～1.32	4.91
PRE（mm）	606.20～630.84	5.80

5.1.5 昌都市大骨节病的环境因子的交互作用分析

生态探测器反应各环境因子对大骨节病的影响是否有显著差异，探测结果表明所有因子均彼此统计不显著（95%置信区间），即没有任何一个因子统计显著于其他因子（王劲峰等，2017）。

通过因子探测器和生态探测器，我们得出结论：TEC、STR、MI、GDP、PRE 是影响较大的因子，对大骨节病患病有很大的影响，而其他因子影响很小。

交互探测器被用来探测因子之间的交互作用，判断两个因子是否独立作用，交互作用探测结果如表 5-3 所示（$q > 0.6$）。

表 5-3　交互作用探测结果（$q > 0.6$）

C = A∩B	A	B	D = A+B	交互结果	交互类型
TEC∩MI=0.777	0.560	0.334	0.894	C<D; C>Max (A,B)	↑
MI∩GDP=0.760	0.334	0.314	0.648	C>D; C>Max (A,B)	↑ ↑
TEC∩STR=0.731	0.560	0.467	1.027	C<D; C>Max (A,B)	↑
STR∩GDP=0.710	0.467	0.314	0.781	C<D; C>Max (A,B)	↑
MI∩PRE=0.689	0.334	0.294	0.628	C>D; C>Max (A,B)	↑ ↑
STR∩MI=0.682	0.467	0.334	0.801	C<D; C>Max (A,B)	↑
STR∩PRE=0.679	0.467	0.294	0.761	C<D; C>Max (A,B)	↑
TEC∩PRE=0.674	0.560	0.294	0.854	C<D; C>Max (A,B)	↑
TEC∩GDP=0.673	0.560	0.314	0.874	C<D; C>Max (A,B)	↑
TEC∩TEM=0.640	0.560	0.051	0.611	C>D; C>Max (A,B)	↑ ↑
GDP∩PRE=0.628	0.314	0.294	0.608	C>D; C>Max (A,B)	↑ ↑
TEC∩SOI=0.614	0.560	0.117	0.677	C<D; C>Max (A,B)	↑

注："↑"表示二次增强；"↑ ↑"表示非线性增强。

全部影响因子交互作用结果如表 5-4 所示。

表 5-4　全部影响因子交互作用结果

C = A∩B	A	B	D = A+B	交互结果	交互类型
GLA∩MI=0.777	0.56	0.334	0.894	C<D; C>Max (A,B)	↑
MI∩GDP=0.760	0.334	0.314	0.648	C>D; C>Max A,B)	↑ ↑
GLA∩STR=0.731	0.56	0.467	1.027	C<D; C>Max (A,B)	↑
STR∩GDP=0.710	0.467	0.314	0.781	C<D; C>Max (A,B)	↑
MI∩PRE=0.689	0.334	0.294	0.628	C>D; C>Max (A,B)	↑ ↑

续表

C = A∩B	A	B	D = A+B	交互结果	交互类型
STR∩MI=0.682	0.467	0.334	0.801	C<D; C>Max (A,B)	↑
STR∩PRE=0.679	0.467	0.294	0.761	C<D; C>Max (A,B)	↑
GLA∩PRE=0.674	0.56	0.294	0.854	C<D; C>Max (A,B)	↑
GLA∩GDP=0.673	0.56	0.314	0.874	C<D; C>Max (A,B)	↑
GLA∩TEM=0.640	0.56	0.051	0.611	C>D; C>Max (A,B)	↑ ↑
GDP ∩PRE=0.628	0.314	0.294	0.608	C>D; C>Max (A,B)	↑ ↑
GLA∩SOI=0.614	0.56	0.117	0.677	C<D; C>Max (A,B)	↑
ELE∩GLA=0.597	0.56	0.081	0.641	C<D; C>Max (A,B)	↑
VEG∩GLA=0.595	0.56	0.043	0.603	C<D; C>Max (A,B)	↑
GEO∩GLA=0.592	0.56	0.042	0.602	C<D; C>Max (A,B)	↑
GRO∩GLA=0.573	0.56	0.088	0.648	C<D; C>Max (A,B)	↑
GEO∩STR=0.573	0.467	0.042	0.509	C>D; C>Max (A,B)	↑ ↑
SD∩GLA=0.563	0.56	0.012	0.572	C<D; C>Max (A,B)	↑
SA∩GLA=0.562	0.56	0.003	0.563	C<D; C>Max (A,B)	↑
GRO∩STR=0.556	0.467	0.088	0.555	C>D; C>Max (A,B)	↑ ↑
TEM∩STR=0.55	0.467	0.051	0.518	C>D; C>Max (A,B)	↑ ↑
SOI∩STR=0.545	0.467	0.117	0.584	C<D; C>Max (A,B)	↑
ELE∩STR=0.534	0.467	0.081	0.548	C<D; C>Max (A,B)	↑
GRO∩GDP=0.518	0.314	0.088	0.402	C>D; C>Max (A,B)	↑ ↑
VEG∩STR=0.514	0.467	0.043	0.51	C>D; C>Max (A,B)	↑ ↑
SD∩STR=0.482	0.467	0.012	0.479	C>D; C>Max (A,B)	↑ ↑
SA∩STR=0.477	0.467	0.003	0.47	C>D; C>Max (A,B)	↑ ↑
GRO∩PRE=0.456	0.294	0.088	0.382	C>D; C>Max (A,B)	↑ ↑
TEM∩PRE=0.428	0.294	0.051	0.345	C>D; C>Max (A,B)	↑ ↑
SOI∩PRE=0.419	0.294	0.117	0.411	C>D; C>Max (A,B)	↑ ↑

续表

C = A∩B	A	B	D = A+B	交互结果	交互类型
GEO∩PRE=0.416	0.294	0.042	0.336	C>D; C>Max (A,B)	↑↑
GEO∩GDP=0.412	0.314	0.042	0.356	C>D; C>Max (A,B)	↑↑
SOI∩MI=0.405	0.334	0.117	0.451	C<D; C>Max (A,B)	↑
SOI∩GDP=0.391	0.314	0.117	0.431	C<D; C>Max (A,B)	↑
VEG∩GDP=0.391	0.314	0.043	0.357	C>D; C>Max (A,B)	↑↑
ELE∩PRE=0.39	0.294	0.081	0.375	C>D; C>Max (A,B)	↑↑
GRO∩MI=0.385	0.334	0.088	0.422	C<D; C>Max (A,B)	↑
TEM∩GDP=0.385	0.314	0.051	0.365	C>D; C>Max (A,B)	↑↑
VEG∩MI=0.384	0.334	0.043	0.377	C>D; C>Max (A,B)	↑↑
GEO∩MI=0.382	0.334	0.042	0.376	C>D; C>Max (A,B)	↑↑
ELE∩MI=0.374	0.334	0.081	0.415	C<D; C>Max (A,B)	↑
TEM∩MI=0.371	0.334	0.051	0.385	C<D; C>Max (A,B)	↑
ELE∩GDP=0.369	0.314	0.081	0.395	C<D; C>Max (A,B)	↑
SD∩MI=0.347	0.334	0.012	0.346	C>D; C>Max (A,B)	↑↑
SD∩GDP=0.343	0.314	0.012	0.326	C>D; C>Max (A,B)	↑↑
SD∩GLA=0.563	0.56	0.012	0.572	C<D; C>Max (A,B)	↑
SA∩GLA=0.562	0.56	0.003	0.563	C<D; C>Max (A,B)	↑
GRO∩STR=0.556	0.467	0.088	0.555	C>D; C>Max (A,B)	↑↑
TEM∩STR=0.55	0.467	0.051	0.518	C>D; C>Max (A,B)	↑↑
SOI∩STR=0.545	0.467	0.117	0.584	C<D; C>Max (A,B)	↑
ELE∩STR=0.534	0.467	0.081	0.548	C<D; C>Max (A,B)	↑
GRO∩GDP=0.518	0.314	0.088	0.402	C>D; C>Max (A,B)	↑↑
VEG∩STR=0.514	0.467	0.043	0.51	C>D; C>Max (A,B)	↑↑
SD∩STR=0.482	0.467	0.012	0.479	C>D; C>Max (A,B)	↑↑
SA∩STR=0.477	0.467	0.003	0.47	C>D; C>Max (A,B)	↑↑

续表

C＝A∩B	A	B	D＝A+B	交互结果	交互类型
GRO∩PRE=0.456	0.294	0.088	0.382	C>D; C>Max (A,B)	↑↑
TEM∩PRE=0.428	0.294	0.051	0.345	C>D; C>Max (A,B)	↑↑
SOI∩PRE=0.419	0.294	0.117	0.411	C>D; C>Max (A,B)	↑↑
GEO∩PRE=0.416	0.294	0.042	0.336	C>D; C>Max (A,B)	↑↑
GEO∩GDP=0.412	0.314	0.042	0.356	C>D; C>Max (A,B)	↑↑
SOI∩MI=0.405	0.334	0.117	0.451	C<D; C>Max (A,B)	↑
SOI∩GDP=0.391	0.314	0.117	0.431	C<D; C>Max (A,B)	↑
VEG∩GDP=0.391	0.314	0.043	0.357	C>D; C>Max (A,B)	↑↑
ELE∩PRE=0.39	0.294	0.081	0.375	C>D; C>Max (A,B)	↑↑
GRO∩MI=0.385	0.334	0.088	0.422	C<D; C>Max (A,B)	↑
TEM∩GDP=0.385	0.314	0.051	0.365	C>D; C>Max (A,B)	↑↑
VEG∩MI=0.384	0.334	0.043	0.377	C>D; C>Max (A,B)	↑↑
GEO∩MI=0.382	0.334	0.042	0.376	C>D; C>Max (A,B)	↑↑
ELE∩MI=0.374	0.334	0.081	0.415	C<D; C>Max (A,B)	↑
TEM∩MI=0.371	0.334	0.051	0.385	C<D; C>Max (A,B)	↑
ELE∩GDP=0.369	0.314	0.081	0.395	C<D; C>Max (A,B)	↑
SD∩MI=0.347	0.334	0.012	0.346	C>D; C>Max (A,B)	↑↑
SD∩GDP=0.343	0.314	0.012	0.326	C>D; C>Max (A,B)	↑↑
SA∩TEM=0.059	0.051	0.003	0.054	C>D; C>Max (A,B)	↑↑
SD∩VEG=0.053	0.043	0.012	0.055	C<D; C>Max (A,B)	↑
SA∩GEO=0.05	0.042	0.003	0.045	C>D; C>Max (A,B)	↑↑
SA∩VEG=0.048	0.043	0.003	0.046	C>D; C>Max (A,B)	↑↑
SA∩SD=0.018	0.012	0.003	0.015	C>D; C>Max (A,B)	↑↑

我们发现所有的影响因子甚至是 q 值最低的因子，其交互作用都是彼此增强的，即交互 q 值高于各自本来的值。在这些影响因子中，有 57 组交互 q 值超过 0.2。TEC 和 MI、MI 和 GDP、TEC 和 STR、STR 和 GDP 交互 q 值都大于 0.7，其中最大值为 0.777。

5.1.6 昌都市大骨节病的环境因子讨论

地理探测器提供了一个对大骨节病影响因子定量和客观的分析框架，并尝试探索各潜在因子对大骨节病的影响及它们之间的相互影响。同时确定重要因子中影响较大的范围或类型，从而研究大骨节病的致病机理。

研究表明，大骨节病主要是由构造区划、地层、湿润指数、GDP、年平均降水量各自及相互影响的。地形地貌及土壤类型表现出了一定的影响，而地下水类型、年平均气温和植被类型对大骨节病影响较小。此外，我们发现这些因子的交互作用都能彼此增强对大骨节病患病的影响，虽然地下水类型、年平均气温、植被类型各自影响小，但是当它们和构造区划、地层、湿润指数共同作用时增强了影响。

从地理探测器的结果来看，构造区划（$q = 0.560$）是对大骨节病患病率影响最大的因子。昌都市共有 3 大构造区划类型（横断、念青唐古拉、唐古拉），在念青唐古拉这一构造区划类型下，平均大骨节病患病率最高。从地质学角度来说，地形地貌对构造区划的发育影响不大，构造区划要素本质上反映的是区域地质构造。杨林生等人（2006）也认为西藏大骨节病主要分布在喜马拉雅山与冈底斯山和念青唐古拉山之间，以及横断山北段的地区。因此，我们可认为大骨节病的分布主要受区域地质构造影响和控制。

地层是致病的第二大因子，$q = 0.467$。地层中硒元素的缺失可导致由其风化的土壤中硒元素的缺失，进而经由病区食物链导致人群呈低硒营养状态，从而患大骨节病。我们发现不同地层出露点的大骨节病平均患病率是不同的，排名前三的是上侏罗纪（J_3，145～163.5 Ma）、下白垩纪（K_1，100.5～145 Ma）、上白垩纪（K_2，66～100.5 Ma）。Large 等人（2015）计算了 84 个年龄段的黄铁矿中 Se 的平均浓度，其中 Se 的浓度在 J_3（145 Ma=4.63 mg/kg）、K_1（142 Ma=5.92 mg/kg，131 Ma=3.24 mg/kg）和 K_2（92 Ma=3.54 mg/kg，83 Ma=4.13 mg/kg）中的值显著低于所有年龄（0.1～560 Ma）中 2119 个样品的平均浓度（138.85 mg/kg）。此外，构造区划和地层可统一归类为地质因子，它们共同作用时会彼此增强，对大骨节病患病率的影响更大（TEC∩STR = 0.731）。这也进一步证实了地质因子可能是导致大骨节病最重要的致病因素。

湿润指数和年平均降水量的 q 值相对较高，分别为 0.334 和 0.294，同时年平均降水量和湿润指数也存在较强的相关性（$r = 0.56$），因此这两个因子可被归类为湿润因子。其交互作用也较显著提升了大骨节病的患病率。同时，在不同湿润指数和年平均降水量下，大骨节病的平均患病率也不同，患病率最高的分类分别是 48.43～75.63（湿润指数中最大的分类，共 8 类）和 606.20～630.84 mm（年平均降水量中第二大的分类，共 8 类）。对比比较好的解释是，粮食在晾晒和储存过程中在潮湿环境下被真菌污染，从而导致大骨节病，这属于粮食真菌毒素中毒假说（Chasseur et al., 2001）。

GDP 的 q 值是 0.314，表明 GDP 对大骨节病有一定的影响，贫穷的家庭多来自农区或半农半牧区，饮食结构单一，依赖自家种植的青稞和所养牲畜。部分研究也证实了当居民换水、换粮或搬迁到新环境后，大骨节病在一段时间后得到了改善（李群伟，2003）。

5.2　基于空间分析的西藏林周县大骨节病对比研究

5.2.1　林周县大骨节病的环境因子选择

基于大骨节病的三大环境病原学假说，本研究选取了海拔（ELE）、地貌（GEO）、年平均降水量（PRE）、年平均太阳辐射量（RAD）、坡向（SA）、坡度（SD）、土壤类型（SOI）、地层（STR）、年平均气温（TEM）和植被类型（VEG）这 10 个影响因子。

5.2.2　林周县大骨节病的环境因子分析

本研究采用基于地理探测器模型的因子探测器研究这些因子对林周县大骨节病患病率的影响。各因子的 q 值排序如下：STR（0.175）＞TEM（0.172）＞RAD（0.148）＞ELE（0.135）＞SD（0.130）＞GEO（0.105）＞SA（0.071）＞PRE（0.068）＞SOI（0.064）＞VEG（0.063）。在这些因子中，STR 和 TEM 的 q 值较大，即这两个因子可能是对当地大骨节病患病率比较重要的影响因子，能够较强地解释空间分布，而 RAD、ELE、SD、GEO、SA、PRE、SOI、VEG 可能对大骨节病患病率影响较小。

5.2.3　林周县大骨节病病区与非病区饮用水中 Se 元素浓度的差异

林周县大骨节病患病村和非患病村饮用水中的常量元素和微量元素 Se 浓度如表 5-5 所示。

表 5-5　林周县大骨节病患病村和非患病村饮用水中的常量元素和微量元素 Se 浓度

元素或指标		患病村 （n=3）	非患病村 （n=7）	平均值 （n=10）	GB 5749-2022	WHO 饮用 水标准	GB 8537-2008
pH		7.577	7.890	7.796	6.5～8.5	6.5～9.5	
TDS	(mg/L)	50.637	127.221	104.246	＜1000	＜1000	≥1000
TH	(mg/L)	31.664	103.517	81.961	＜450	＜500	
F$^-$	(mg/L)	0.236	0.096	0.138			＜1.5
Cl$^-$	(mg/L)	3.129	1.092	1.703	＜250	＜250	
HCO$_3^-$	(mg/L)	28.708	117.757	91.042			≥250
NO$_3^-$	(mg/L)	5.304	3.689	4.174			＜45
SO$_4^{2-}$	(mg/L)	2.879	9.539	7.541	＜250	＜500	
Ca^{2+}	(mg/L)	9.929	35.014	27.489			
K$^+$	(mg/L)	0.459	1.186	0.968			
Mg^{2+}	(mg/L)	1.642	3.835	3.177			
Na$^+$	(mg/L)	3.891	3.605	3.691	＜200	＜200	
Se	(μg/L)	0.000	0.341	0.239	＜10	＜10	≥10; ＜50
SiO$_2$	(mg/L)	12.182	12.312	12.273			≥25

　　根据世界卫生组织和我国关于饮用水的标准，我们采集的林周县的水样中的常量元素与微量元素 Se 浓度均未超过限量标准且未达到矿泉水标准。在患病村和非患病村的水样中，Se 浓度均较低，且在患病村水样中未检测出（或低于仪器检测限）Se。

　　用 Piper 图可以清楚地显示水样中主要离子的比例（见图 5-2），主要离子的百分比决定了水的水化学特征（Chen et al.，2014；Piper，1944）。所有水样均为淡—软水（TDS ＜ 1000mg/L，TH ＜ 150mg/L），呈弱碱性。Ca-HCO$_3$（$n = 6$）和 Ca-Mg-HCO$_3$（$n = 1$）是大骨节病患病村饮用水样品的水化学类型，Ca-HCO$_3$（$n=1$）、Ca-Na-HCO$_3$（$n = 1$）和 Ca-Na-HCO$_3$-NO$_3$（$n = 1$）是大骨节病非患病村饮用水样品的水化学类型。

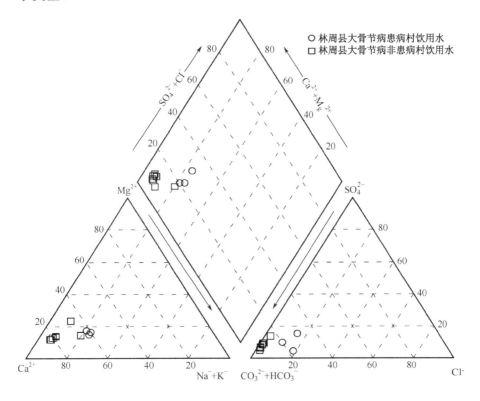

图 5-2　林周县大骨节病病患村与非患病村 Piper 图

通过 Gibbs 图（Gibbs，1970）可知，林周县大骨节病病患村与非患病村饮用水样品中的化学成分（元素）主要受岩石风化控制（见图 5-3），这意味着饮用水样品中的元素从基岩或土壤中淋滤或溶解，这与西藏其他地区天然水中的元素成因研究基本一致（Tian et al.，2016）。

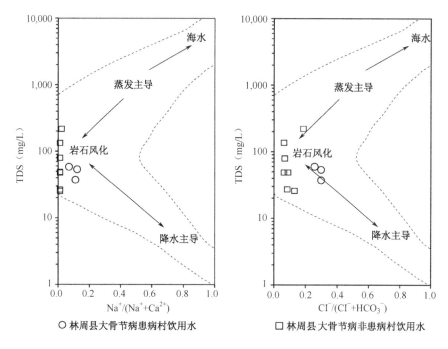

○林周县大骨节病患病村饮用水　　　　□林周县大骨节病非患病村饮用水

图 5-3　林周县大骨节病患病村与非患病村 Gibbs 图

独立样本 t 检验表明，饮用水样品中阳离子 Ca^{2+} 和 Se 与阴离子 SO_4^{2-} 和 HCO_3^- 的含量在林周县大骨节病患病村和非患病村之间存在显著差异（$p < 0.05$）。Ca^{2+} 是饮用水样品中浓度最高的阳离子，大骨节病非患病村的 pH、TDS 和 TH 含量均高于大骨节病患病村。

5.2.4　林周县大骨节病病区与非病区耕作土中 Se 元素浓度的差异

林周县大骨节病患病村和非患病村耕作土中 Se 元素的浓度如表 5-6 所示。

表 5-6　林周县大骨节病患病村与非患病村耕作土中 Se 元素的浓度

元素	大骨节病患病村 （*n*=3）	大骨节病非患病村 （*n*=8）	平均 （*n*=11）	中国土壤元素背景值
Se（mg/kg）	0.072	0.109	0.099	0.29

　　独立样本 *t* 检验表明，耕作土中 Se 元素的浓度在大骨节病患病村和非患病村之间存在显著差异（$p < 0.05$），也就是说，大骨节病非患病村的 Se 元素浓度显著高于患病村。同中国土壤元素背景值（中国环境监测总站，1990）相比，林周县大骨节病患病村和非患病村耕作土中的 Se 元素平均浓度低于中国土壤元素背景值（0.29 mg/kg），大骨节病患病村和非患病村 Se 元素的浓度仅为中国土壤元素背景值的 24.83% 和 37.59%。

5.2.5　林周县大骨节病病区与非病区粮食中 Se 元素浓度的差异

　　林周县大骨节病患病村和非患病村的青稞中 Se 元素的浓度如表 5-7 所示。在大骨节病患病村，青稞中的 Se 元素浓度低于非患病村。大骨节病患病村和非患病村的 Se 元素含量均未超过中国农业行业标准"粮食（含谷物、豆类、薯类）及制品中铅、铬、镉、汞、硒、砷、铜、锌等八种元素限量"（NY 861–2004）中的限值 （MOA，2004）。

表 5-7　林周县大骨节病患病村与非患病村的青稞中 Se 元素的浓度

元素	大骨节病患病村 （*n*=3）	大骨节病非患病村 （*n*=5）	平均值 （*n*=8）	NY 861–2004
Se（μg/kg）	9.197	10.116	9.772	＜300

5.2.6 林周县大骨节病病区与非病区头发与指甲中 Se 元素浓度的差异

对头发和指甲的检测简化了测试人体微量元素含量的过程，这些样品中相关元素的浓度可以代表人体中该元素的浓度（Hopps，1977）。生物组织的头发与指甲在其作为微量元素的累积物的意义上是独特的，它在相对短的时间内形成并且与人体中的代谢事件保持隔离，能够较好地反映过去一段时间人体微量元素的代谢水平（Aguiar et al.，2001；Takagi et al.，1986）。林周县大骨节病患者与非患病者头发和指甲中 Se 元素的浓度如表 5-8 所示。

表 5-8 林周县大骨节病患者与非患病者头发和指甲中 Se 元素的浓度

元素	头发			指甲		
	大骨节病患者 （n=18）	非大骨节病患者 （n=5）	平均值 （n=23）	大骨节病患者 （n=19）	非大骨节病患者 （n=7）	平均值 （n=26）
Se（mg/kg）	0.251	0.321	0.266	0.470	0.509	0.481

5.2.7 林周县大骨节病病区与非病区，Se 元素在生态系统中的转移

在土壤—水—粮食—人的生态系统中，土壤是最基本的要素，土壤中的一些必需微量元素（Essential Trace Elements）和潜在有害元素（Potentially Toxic Elements）可通过食物链最终影响到人体健康。Uchida 等人（2007）研究表明，元素的转移因子（Transfer Factors，TFs）是根据摄取物从被摄取物中摄取的元素含量比例计算的，例如，植物从土壤中摄取的元素的转移因子等于植物中该元素的浓度除以土壤中该元素的浓度。林周县大骨节病患病村与非患病村土壤—水—粮食系统中 Se 元素的转移因

子如表 5-9 所示。包括耕作土—水，耕作土—青稞和水—青稞 3 种介质的转移因子，以说明不同介质对 Se 元素的吸收和积累能力。根据表 5-9 可知，Se 元素的平均转移因子均小于 1，这表明无论在患病村还是非患病村，从耕作土到水、耕作土到青稞还是从水到青稞都难以转移 Se 元素。

表 5-9　林周县大骨节病患病村与非患病村土壤—水—粮食系统中 Se 元素的转移因子

元素	耕作土/水			耕作土/青稞			水/青稞		
	大骨节病患病村	大骨节病非患病村	整体区域	大骨节病患病村	大骨节病非患病村	整体区域	大骨节病患病村	大骨节病非患病村	整体区域
Se	n.d.	3.13×10^{-3}	2.41×10^{-3}	1.28×10^{-1}	9.28×10^{-2}	9.87×10^{-2}	n.d.	3.37×10^{-2}	2.44×10^{-2}

注：n.d.表示未检出。

5.2.8　林周县大骨节病病区与非病区居民 Se 元素的摄入量

本研究选取林周县土壤—水—粮食—人的生态系统中病区与非病区的必需微量元素 Se 计算当地居民对 Se 元素的日平均摄入量。西藏自治区农区的农产品种植种类较少，种植业以青稞为主（成升魁，2002），大骨节病高发区的大多居民饮食以当地青稞为主，摄入肉食和蛋白质较少，饮食结构单一（巴桑卓玛等，2012）。因此，当地居民主要通过两种途径摄入微量元素，即饮水和青稞。通过个体途径接收的 Se 元素剂量，借鉴美国国家环境保护局颁布的人体健康评估手册（USEPA，2004）中的评估方法，对其进行修正，确定如下日平均摄入量的计算方法：

$$\mathrm{ADD} = C_{\mathrm{f}} \times \mathrm{IR}_{\mathrm{f}} \times \mathrm{GD} \times \mathrm{GAF} + C_{\mathrm{w}} \times \mathrm{IR}_{\mathrm{w}} \times \mathrm{GAF} \qquad （式 5\text{-}1）$$

式中，

ADD 为日平均摄入量（μg/day）；

C_f 为食物中元素的平均浓度（μg/g）；

IR_f 为食物的摄食率（g/day）；

GD 为胃肠道消化率（无量纲）；

GAF 为胃肠道吸收因子（无量纲）；

C_w 为水中元素的平均浓度（μg/mL）；

IR_w 为水的摄入率（mL/day）。

在一些参考文献中可以找到每个变量的近似参考值：IR_f = 690 g/day（唐华俊 等，2012），IR_w = 2 L/day（USEPA，2004），GD=70%（Lintas and Mariani-Costantini，1991），Se 元素的 GAF 为 0.3（USEPA，2004）。

通过使用林周县大骨节病病区和非病区饮用水和青稞中 Se 元素浓度的平均值，来计算当地居民对 Se 元素的日平均摄入量 ADD，同时将 ADD 与 WHO 摄入量最低需求量（LL）（WHO，1996）、可耐受最高摄入量（UL）（WHO，1996）和中国营养学会推荐摄入量（RNI）（中国营养学会，2014）进行对比（见表 5-10）。

表 5-10　林周县大骨节病患病村与非患病村 Se 元素日平均摄入量与相关标准对比

元素	GAF	区域	C_f (μg/g)	C_w (μg/mL)	ADD (μg/day)	成人日平均摄入量		
						LL	RNI	UL
Se	0.3	患病村	0.009	0	1.333	男：40 μg/day	60 μg/day	400 μg/day
		—	—	—	—	—	—	—
		非患病村	0.01	0.341	1.671	女：30 μg/day	—	—

通过计算林周县大骨节病病区和非病区当地居民对 Se 元素的日平均摄入量，并对比 WHO 和中国营养学会的成人日平均摄入量，我们发现：①Se 元素的 ADD 低于 WHO 的 UL，这表明当地居民 Se 元素的摄入不存在超过人体可耐受最高摄入量的情况，不会对当地居民产生毒副作用；

②病区和非病区 Se 元素的 ADD 均低于 WHO 的 LL，男性 Se 元素摄入量在病区和非病区仅为 LL 的 3.3% 和 4.2%，女性 Se 元素摄入量在病区和非病区为 LL 的 4.4% 和 5.6%。这表明当地居民 Se 元素的日平均摄入量严重不足，可能存在由于缺乏 Se 元素而导致患地方病或退行性疾病的情况。

5.2.9　林周县大骨节病的环境因子讨论

通过地理探测器中因子探测器对林周县大骨节病患病村的研究表明，STR 是致病的第一大因子，$q = 0.175$。研究表明，人体必需微量元素 Se 的缺乏已被学者们普遍认为是大骨节病和克山病的病因，也可能会增加癌症、心血管疾病和脑血栓等退行性疾病的患病风险（Organization，1996；WHO，2013；吴茂江，2007）。地层中 Se 元素的缺失可导致由其风化的土壤中 Se 元素的缺失，进而经由病区食物链导致人群呈低 Se 营养状态，从而患大骨节病（Malaisse et al.，2008；Peng，1992；Tan et al.，2002）。对 Se 元素的含量分析和对比也进一步证实了林周县病区各环境介质和人体组织中 Se 元素的含量低于非病区。进而证实了地方性生物地球化学 Se 元素缺乏是导致当地人群患大骨节病的重要因素。

5.3　西藏洛隆县饮用水和膳食中必需微量元素的摄入量研究

5.3.1　洛隆县饮用水中必需微量元素的统计特征

洛隆县各乡镇饮用水样品中微量元素 Cu、Fe、Mn、Mo、Se 和 Zn 的平均浓度（见表 5-11）均远低于《生活饮用水卫生标准》（GB5749-2022）规定的限量。

表 5-11 饮用水中必需微量元素的平均浓度（单位：μg/kg）

乡镇	Cu	Fe	Mn	Mo	Se	Zn
白达乡	0.189	0.370	0.041	1.252	0.354	0.665
达龙乡	0.256±0.100	0.897±0.222	0.040±0.025	1.693±1.636	0.198±0.138	0.919±0.701
俄西乡	0.183±0.172	0.706±0.368	0.038±0.017	0.088±0.008	0.088±0.067	0.614±0.290
康沙镇	0.200±0.176	0.514±0.744	0.091±0.107	0.175±0.164	0.085±0.077	0.468±0.246
腊久乡	0.128±0.091	0.688±0.647	0.034±0.023	0.652±0.628	0.035±0.023	0.392±0.196
马利镇	0.206±0.100	0.384±0.206	0.054±0.024	0.432±0.354	0.303±0.130	0.932±0.961
硕督镇	2.672±2.239	0.264±0.139	1.370±2.288	0.219±0.286	0.074±0.066	1.965±2.135
新荣乡	0.198±0.146	0.963±0.825	0.075±0.071	0.105±0.004	0.336±0.295	0.850±0.431
玉西乡	0.141±0.074	0.215±0.088	0.058±0.050	0.273±0.070	0.308±0.146	0.560±0.501
中亦乡	0.747±0.279	1.070±0.287	0.452±0.591	0.083±0.078	0.149±0.207	2.114±2.780
孜托镇	0.270±0.279	4.871±8.230	0.075±0.088	0.491±0.658	0.066±0.049	3.311±4.777
洛隆县	0.278±0.264	0.766±0.312	0.411±0.526	0.119±0.223	0.155±0.180	0.804±1.112
限定值	1000	300	100	70	10	1000

多项研究比较了西藏及研究区周边地区饮用水中微量元素的平均浓度：李明月等人（2020）分析了青藏高原及周边地区水中 Fe 和 Mo 的平均浓度，分别为 28.75 μg/L 和 0.44 μg/L。拉姆罗珍等人（2022）采集并分析了昌都市贡觉县地表水中 Cu、Mn 和 Zn 的平均浓度，分别为 0.98 μg/L、0.73 μg/L 和 1.70 μg/L。Zha 等人（2022）对西藏地表水 Se 浓度进行采样分析，平均值为 0.52 μg/L。研究区饮用水中微量元素的浓度低于西藏及其周边地区的平均水平，尤其是 Se 元素远低于西藏及周边地区。

5.3.2　洛隆县膳食中必需微量元素的统计特征

洛隆县不同乡镇青稞中 Cu、Fe、Mn、Mo、Se 和 Zn 的平均浓度如表 5-12 所示。西藏青稞中 Cu、Fe 和 Zn 的平均浓度分别为 4.94 mg/kg、127.83 mg/kg 和 49.13 mg/kg（黄海皎 等，2020；张唐伟 等，2017）。由表 5-12 可以看出，洛隆县青稞中 Fe、Cu、Zn 的浓度低于西藏平均值。根据《国家食品安全标准　食品中污染物限量》（GB 2762-2017）（中华人民共和国国家卫生健康委员会，2022）和《食品安全国家标准　粮食》（GB 2715-2016）（中华人民共和国国家卫生健康委员会，2016），洛隆县不同乡镇青稞中 Cu 和 Zn 的浓度均未超标。此外，Fe 浓度超标，超标倍数从 1.02 倍（达龙乡）到 2.78 倍（硕督镇）不等，Se 浓度远低于限值。这些数据表明，洛隆县不同乡镇青稞中 Fe 含量高，Se 含量低。

表 5-12　洛隆县不同乡镇青稞中 Cu、Fe、Mn、Mo、Se 和 Zn 的平均浓度

（单位：mg/kg）

乡镇	Cu	Fe	Mn	Mo	Se	Zn
白达乡	3.879±0.266	37.830±3.564	13.195±0.233	0.509±0.001	0.005±0.002	21.205±2.355
达龙乡	4.251±1.081	51.100±16.190	13.487±0.337	0.728±0.352	0.002±0.002	27.127±1.947
俄西乡	3.896±0.732	52.531±13.235	13.752±0.687	0.217±0.134	0.002±0.001	22.913±2.895
康沙镇	4.166±0.649	76.837±25.168	13.548±1.358	0.615±0.371	0.003±0.001	25.862±3.973
腊久乡	3.424±0.542	84.864±25.234	14.099±1.659	0.404±0.212	0.002±0.001	23.741±2.950
马利镇	4.443±0.835	58.553±34.904	13.988±1.826	0.729±0.244	0.010±0.004	22.345±5.951
硕督镇	3.129±0.510	139.636±70.124	14.966±1.003	0.228±0.109	0.002±0.001	24.630±1.937
新荣乡	3.658±0.480	107.737±47.750	13.563±0.388	0.566±0.255	0.009±0.011	23.823±1.839
玉西乡	4.735±0.761	60.480±2.560	14.440±2.843	0.661±0.082	0.021±0.011	27.825±8.365
中亦乡	3.223±0.503	97.742±33.756	13.497±1.957	0.353±0.066	0.003±0.001	23.605±3.362

乡镇	Cu	Fe	Mn	Mo	Se	Zn
孜托镇	3.223±0.454	79.218±42.378	13.644±1.301	0.229±0.120	0.001±0.001	21.831±1.210
洛隆县	3.550±0.677	81.170±38.143	14.030±1.419	0.350±0.198	0.003±0.006	23.580±3.103
限定值	10	50	—	—	0.3	50

5.3.3 洛隆县饮用水中必需微量元素的摄入量评估

动物性食品中微量元素的平均浓度是根据吴雪莲团队 2017—2020 年对昌都市牦牛肉的测定数据得出的（吴雪莲，2017，2020）。$Cu(n=15)$ 为 1.362 mg/kg，$Fe(n=15)$ 为 74.71 mg/kg，$Mn(n=15)$ 为 0.178 mg/kg，$Mo(n=8)$ 为 0.417 mg/kg，$Se(n=15)$ 为 0.125 mg/kg，$Zn(n=15)$ 为 48.82 mg/kg。据此估算饮用水、青稞和肉类中微量元素的 ADD。饮用水、青稞和肉类中微量元素的摄入量分别用 ADD_w、ADD_h 和 ADD_m 表示。洛隆县必需微量元素的 ADD_w 如表 5-13 所示。

表 5-13　洛隆县必需微量元素的 ADD_w（单位：mg/kg/day）

乡镇	Cu	Fe	Mn	Mo	Se	Zn
白达乡	$1.22×10^{-5}$	$2.39×10^{-5}$	$2.65×10^{-6}$	$8.08×10^{-5}$	$2.28×10^{-5}$	$4.29×10^{-5}$
达龙乡	$1.65×10^{-5}$	$5.79×10^{-5}$	$2.58×10^{-6}$	$1.09×10^{-4}$	$1.28×10^{-5}$	$5.93×10^{-5}$
俄西乡	$1.18×10^{-5}$	$4.55×10^{-5}$	$2.43×10^{-6}$	$5.65×10^{-6}$	$5.65×10^{-6}$	$3.96×10^{-5}$
康沙镇	$1.29×10^{-5}$	$3.32×10^{-5}$	$5.90×10^{-6}$	$1.13×10^{-5}$	$5.51×10^{-6}$	$3.02×10^{-5}$
腊久乡	$5.61×10^{-7}$	$4.44×10^{-5}$	$2.18×10^{-6}$	$2.24×10^{-6}$	$2.53×10^{-5}$	$8.28×10^{-6}$
马利镇	$1.33×10^{-5}$	$2.48×10^{-5}$	$3.46×10^{-6}$	$2.79×10^{-5}$	$1.96×10^{-5}$	$6.01×10^{-5}$
硕督镇	$1.72×10^{-4}$	$1.70×10^{-5}$	$8.84×10^{-5}$	$1.42×10^{-5}$	$4.75×10^{-6}$	$1.27×10^{-4}$

乡镇	Cu	Fe	Mn	Mo	Se	Zn
新荣乡	1.28×10^{-5}	6.21×10^{-5}	4.83×10^{-6}	6.75×10^{-6}	2.17×10^{-5}	5.49×10^{-5}
玉西乡	9.12×10^{-6}	1.38×10^{-5}	3.74×10^{-6}	1.76×10^{-5}	1.99×10^{-5}	3.61×10^{-5}
中亦乡	4.82×10^{-5}	6.90×10^{-5}	2.92×10^{-5}	5.33×10^{-6}	9.59×10^{-6}	1.36×10^{-4}
孜托镇	1.74×10^{-5}	3.14×10^{-4}	4.81×10^{-6}	3.17×10^{-5}	4.24×10^{-6}	2.14×10^{-4}

洛隆县西南区域饮用水中 Mn、Fe、Cu、Zn 的 ADD_w 值高于其他地区，主要集中在硕督镇、孜托镇和中亦乡。Mo 的 ADD_w 在东北区域较高，主要分布在达龙乡、白达乡、马利镇，Se 的 ADD_w 在洛隆县所有乡镇均较低。

5.3.4　洛隆县膳食中必需微量元素的摄入量评估

洛隆县必需微量元素的 ADD_h 如表 5-14 所示。洛隆县青稞中 Fe、Mn 的 ADD_h 以硕督镇最高。东北区域 Cu 和 Zn 的 ADD_h 较高，主要分布于玉西乡、马利镇、白达乡。Mo 的 ADD_h 值以达龙乡最高，研究区各乡镇 Se 的 ADD_h 均较低。在饮用水、青稞和肉类中，Fe 的摄入量最高，Se 的摄入量最低。另外，饮用水、青稞和肉类中的微量元素摄入量依次为：青稞>肉类>饮用水。说明青稞是当地居民的主要膳食来源。这一发现与研究区居民日常生产生活习惯有关。

通过比较膳食和饮用水中 ETEs 的摄入情况，我们发现，洛隆县居民 Fe 的摄入量明显超标，Mn 的摄入量也有轻微超标，而 Mo 和 Zn 仅在部分乡镇出现超标。洛隆县属于班公—怒江缝合带，地质构造复杂，新构造运动强烈。研究区内广泛分布褐铁矿、黄铁矿、铅锌矿和金矿床，矿区主要成矿元素为 Fe、Pb、Zn、Ag、Mo、Cu 等。这些元素在风化、地下水循环和离子扩散过程中通过物理和化学释放被输送到表生环境中。表生环境中 Fe、Mn、Zn 的富集导致当地居民通过生物地球化学循环和食物链摄入过量。

表 5-14 洛隆县必需微量元素的 ADD_h（单位：mg/kg/day）

乡镇	Cu	Fe	Mn	Mo	Se	Zn
白达乡	0.0727	0.6814	0.2377	0.0107	$8.29×10^{-5}$	0.3819
达龙乡	0.074	0.9204	0.2429	0.0161	$3.57×10^{-5}$	0.4886
俄西乡	0.0689	0.9461	0.2477	0.0054	$4.36×10^{-5}$	0.4127
康沙镇	0.0725	1.3839	0.244	0.0113	$5.84×10^{-5}$	0.4658
腊久乡	0.0546	1.5285	0.2539	0.0093	$3.00×10^{-5}$	0.4276
马利镇	0.0802	0.8026	0.2594	0.0141	$1.88×10^{-4}$	0.4025
硕督镇	0.06	2.515	0.2695	0.0042	$3.69×10^{-5}$	0.4436
新荣乡	0.0677	1.9404	0.2443	0.0146	$1.58×10^{-4}$	0.4291
玉西乡	0.0911	1.0893	0.2601	0.0143	$3.78×10^{-4}$	0.5012
中亦乡	0.061	1.7604	0.2431	0.0062	$5.04×10^{-5}$	0.4251
孜托镇	0.0597	1.4268	0.2457	0.0057	$2.26×10^{-5}$	0.3932

洛隆县必需微量元素的 ADD_m 如表 5-15 所示。

表 5-15 洛隆县必需微量元素的 ADD_m（单位：mg/kg/day）

ETEs	Cu(n=15)	Fe(n=15)	Mn(n=15)	Mo(n=8)	Se(n=15)	Zn(n=15)
ADD_m	0.0112	0.2223	0.0021	0.0025	0.0008	0.0862

注：肉类中必需微量元素平均含量数据来源于吴雪莲团队 2017—2020 年对昌都市牦牛肉的测定数据（吴雪莲，2017，2020）。

5.3.5　洛隆县经口摄入的必需微量元素的健康风险评估

总体来看，Cu、Mo、Se 在研究区的东北部为高值区，西南部为低值区。Fe 的 ADD$_{oral}$ 除在马利镇比其他乡镇低外，整个区域 Fe 的 ADD$_{oral}$ 都很高。Mn 在东部和南部区域为高值区，中间区域为低值区，其中西部区域（主要是硕督镇）Mn 的 ADD$_{oral}$ 很高。Zn 的 ADD$_{oral}$ 的分布无明显规律，其中新荣乡、达龙乡、康沙镇和玉西乡呈带状的区域为高值区。

洛隆县必需微量元素的 ADD$_{oral}$ 与 RfD 的关系如图 5-4 所示。6 种元素的 ADD$_{oral}$ 顺序为 Fe > Zn > Mn > Cu > Mo > Se，而在各乡镇 Se 的 ADD$_{oral}$ 均较低，可初步推断，当地居民日常饮食中 Se 摄入量不足。Cu 的 ADD$_{oral}$ 为 0.063～0.099 mg/kg/day，高于 RfD$_i$，低于 RfD$_e$，说明洛隆县居民经口摄入的 Cu 是适宜的（见图 5-4a）。Fe 的 ADD$_{oral}$ 为 1.137～2.970 mg/kg/day，是 RfD$_e$ 的 1.497～3.911 倍，说明洛隆县居民经口摄入的 Fe 是过量的（见图 5-4b）。Mn 的 ADD$_{oral}$ 为 0.239～0.271 mg/kg/day，略高于 RfD$_e$，说明当地居民经口摄入的 Mn 略超标（见图 5-4c）。Mo 的 ADD$_{oral}$ 为 0.0067～0.0189 mg/kg/day，均高于 RfD$_i$，多数低于 RfD$_e$，说明居民经口摄入的 Mo 较为适宜（见图 5-4d）。Se 的 ADD$_{oral}$ 为 0.00079～0.00115 mg/kg/day，大部分低于 RfD$_i$，说明研究区居民经口摄入的 Se 是不足的（见图 5-4e）。Zn 的 ADD$_{oral}$ 为 0.68～0.80 mg/kg/day，高于 RfD$_i$，50%以上的超过 RfD$_e$，说明研究区居民经口摄入的 Zn 略高（见图 5-4 f）。综上所述，这 6 种必需微量元素的摄入量存在显著的空间差异，这与研究区地理环境、地质背景和人类活动密切相关。

接下来评估各乡镇 ETEs 的 HQ 值。各乡镇 Cu 的 HQ$_i$ 值和 HQ$_e$ 值均小于 1。Fe 的 HQ$_e$ 值均大于 1，范围为 1.497（白达乡）～3.911（硕督镇）。Mn 的 HQ$_e$ 值均大于 1，范围为 1.2（白达乡）～1.361（硕督镇）。达龙乡、马利镇、新荣乡、玉西乡的 Mo 的 HQ$_e$ 值略大于 1。8 个乡镇的 Se 的 HQ$_i$ 值均大于 1。6 个乡镇的 Zn 的 HQ$_e$ 值均大于 1。

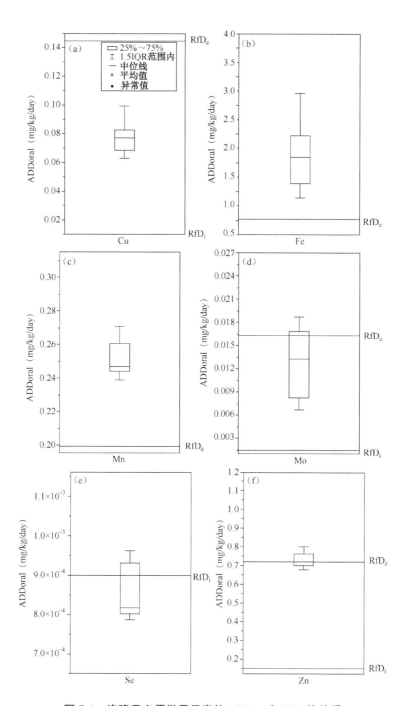

图 5-4　洛隆县必需微量元素的 ADD_{oral} 和 RfD 的关系

这些数据表明，洛隆县各乡镇均存在 Fe 和 Mn 摄入过量的非致癌健康风险，其中，36.36% 的乡镇存在 Mo 摄入过量的健康风险，72.73% 的乡镇存在 Se 摄入不足的健康风险，54.55% 的乡镇存在 Zn 摄入过量的健康风险。因此，在日常膳食中，有必要减少高 Fe、高 Mn、高 Zn 食物的摄入，并补充一些富 Se 食物，以减少和控制由必需微量元素摄入不足或过量引起的疾病。

5.3.6　洛隆县必需微量元素摄入量与大骨节病之间关系的讨论

我们根据洛隆县卫健委提供的大骨节病流行病学调查数据，计算了洛隆县各乡镇大骨节病患病率（见表 5-16），结果显示西北—东南方向上的俄西乡、中亦乡、硕督镇、孜托镇和腊久乡是大骨节病患病率高值区，分别为 20.13%、26.24%、39.40%、16.78% 和 8.88%。西北—东南方向上大骨节病患病区占研究区总患病率的 77.90%。

表 5-16　洛隆县各乡镇大骨节病患病率

乡镇	Mn	Fe	Cu	Zn	Se	Mo	大骨节病患病率
白达乡	0.2387	1.1367	0.081	0.6795	0.0009	0.0133	7.33%
达龙乡	0.2440	1.3757	0.0823	0.7861	0.0008	0.0187	2.95%
俄西乡	0.2488	1.4014	0.0772	0.7102	0.0008	0.0079	20.13%
康沙镇	0.2451	1.8392	0.0808	0.7633	0.0008	0.0138	8.01%
腊久乡	0.2550	1.9838	0.0629	0.7251	0.0008	0.0118	8.88%
马利镇	0.2605	1.2579	0.0886	0.7000	0.0010	0.0167	3.49%
硕督镇	0.2707	2.9703	0.0684	0.7412	0.0008	0.0067	39.40%
新荣乡	0.2454	2.3958	0.0760	0.7266	0.0009	0.0172	6.80%

乡镇	Mn	Fe	Cu	Zn	Se	Mo	大骨节病患病率
玉西乡	0.2612	1.5446	0.0994	0.7987	0.0012	0.0168	3.03%
中亦乡	0.2442	2.2157	0.0693	0.7227	0.0008	0.0088	26.24%
孜托镇	0.2468	1.8823	0.0681	0.6908	0.0008	0.0083	16.78%
Spearman 等级	0.182	0.573	−0.755**	−0.327	−0.628**	−0.936**	—

根据 Spearman 等级相关系数，Mo、Cu 和 Se 的 ADD_{oral} 与洛隆县乡镇一级大骨节病患病率呈显著负相关关系（$p < 0.05$）。由大骨节病患病率的空间分布可知，洛隆县大骨节病患者集中在洛隆县西北—东南区域，这与 Se 摄入不足的非致癌健康风险分布特征极为相似，这一发现与大骨节病发病与生物地球化学缺 Se 之间的关系是一致的。此外，根据前期对昌都市和洛隆县大骨节病危险因素的初步分析，大骨节病的病因和发病机制主要与当地饮食中某些微量元素的地方性缺乏有关。

5.4 西藏隆子县地表水水化学特征及其与大骨节病的关系

5.4.1 隆子县地表水的主要理化指标统计特征

隆子县地表水的 pH 为 6.61～8.07，平均为 7.39，总体呈中性至微碱性。最大的 pH 为 8.07，出现在列麦乡；最小的 pH 为 6.61，出现在玉麦乡。表 5-17 中测量的 pH 与 Tian 等人（2019）报道的西藏东南边界水域的 pH 范围 6.87～8.14 相似。在本研究中，从上游到下游，pH 总体呈下降趋势，靠近隆子雄曲河中心区的列麦乡（7.50）、加玉乡（7.55）、准巴乡（7.59）等的 pH 高于上游的热荣乡（7.39）、日当镇（7.27）、隆子镇（7.38）等。隆子县玉麦乡、扎日乡等受大骨节病影响的乡镇的样品中 pH 较低，范围为 6.61~7.91，平均值为 7.27。氧化还原电位（ORP）为 42~393 mV，平均值为 204.89 mV。从表 5-17 中也可以看出，ORP 从非病区（平均值=215.90 mV）到病区（平均值=84.11 mV）呈下降趋势。较低的 pH 和 ORP 通常与还原性环境有关，其中腐植酸和其他有机物积聚；这样的环境促进了大骨节病的发生。

TH 和 TDS 是饮用水水质的重要指标。根据 TH，该地区的水可分为软水（<150 mg/L）、微硬水（150~300 mg/L）、硬水（300~450 mg/L）和极硬水（>450 mg/L）。9 个非大骨节病乡镇的地表水 TH 为 35.2~528.3 mg/L，平均值为 262.06 mg/L，表明水从软到硬。然而，受大骨节病影响的两个乡镇的地表水都较软，TH 在 9.0~281.4 mg/L 之间，平均值为 57.08 mg/L。非病区地表水的 TDS 在 46.0~473.0 mg/L（平均值为 253.25 mg/L），病区地表水的 TDS 在 14.0~266.0 mg/L（平均值为 67.56 mg/L）。

表 5-17　隆子县不同乡镇地表水样品 pH、TH、TDS 和 ORP 数据汇总

乡镇	n	pH			TH（mg/L）			TDS（mg/L）			ORP（mV）		
		平均值	范围	标准差	平均值	范围	标准差	平均值	范围	标准差	平均值	范围	标准差
隆子镇	3	7.38	6.63~7.78	0.57	210.38	164.3~260.2	48.09	216.94	170.0~267.0	48.58	246.67	210~272	32.52
日当镇	11	7.27	6.73~7.66	0.28	141.03	35.2~321.5	76.43	172.54	46.0~473.0	133.77	287.18	228~393	44.03
列麦乡	6	7.50	7.06~8.07	0.35	438.42	340.6~510.8	72.17	372.06	305.0~447.0	57.35	205.67	187~243	20.41
热荣乡	4	7.39	7.01~7.72	0.36	333.5	195.8~528.3	141.73	314.43	175.7~454.0	114.35	266.00	248~302	24.43

乡镇	n	pH			TH（mg/L）			TDS（mg/L）			ORP（mV）		
		平均值	范围	标准差	平均值	范围	标准差	平均值	范围	标准差	平均值	范围	标准差
三安曲林乡	8	7.30	6.93~7.77	0.25	213.06	92.5~2935	59.86	217.88	96.0~277.0	58.23	166.88	110~228	37.19
准巴乡	7	7.59	7.44~7.75	0.12	225.25	96.2~365.3	99.12	234.86	115.0~337.0	83.69	158.86	101~266	54.17
雪萨乡	9	7.55	6.96~8.04	0.37	308.36	65.1~489.9	141.25	280.59	80.0~387.7	110.09	213.33	166~280	31.95
扎日乡	19	7.32	6.81~7.91	0.26	54.03	15.6~86.9	22.69	64.21	18.0~103.0	24.77	90.89	43~133	24.66
玉麦乡	17	7.22	6.61~7.83	0.34	60.49	9.0~281.4	63.05	71.29	14.0~266.0	59.29	76.53	42~112	20.31
加玉乡	12	7.55	7.25~8.03	0.20	315.67	181.5~484.3	110.98	265.34	184.0~364.0	69.46	164.13	137~217	24.42
斗玉珞巴民族乡	8	7.75	7.44~7.96	0.20	228.56	143.8~346	56.43	260.75	172.0~371.0	58.00	212.83	161~289	34.26
大骨节病非病区	68	7.49	6.88~8.07	0.30	262.06	35.2~528.3	123.29	253.25	46.0~473.0	100.39	215.90	151~343	55.99
大骨节病病区	36	7.27	6.61~7.9	0.30	57.08	9.0~281.4	45.74	67.56	14.0~266.0	44.00	84.11	42~13	23.55
隆子县	104	7.41	6.61~8.07	0.32	191.1	9.0~528.3	142.13	188.97	14.0~4730	122.86	204.89	42~393	77.32

5.4.2 隆子县地表水的水化学特征

钠（Na^+）、镁（Mg^{2+}）、钾（K^+）和钙（Ca^{2+}）4 种主要阳离子和氯（Cl^-）、碳酸盐（CO_3^{2-}）、碳酸氢盐（HCO_3^-）和硫酸盐（SO_4^{2-}）4 种主要阴离子

的浓度决定了天然水体的水化学特征。用 Piper 图表示这些离子，可以深入了解控制水化学的物理和化学过程（Piper，1944）。因此，本研究采用该方法对地表水进行评价和分类。

隆子县地表水特征如图 5-5 所示，隆子县西部大骨节病非病区地表水中主要阴离子为 HCO_3^- 和 SO_4^{2-}（分别约为 57% 和 42%），碱土金属离子 Ca^{2+} 和 Mg^{2+} 为主要阳离子（分别为 70% 和 22%）。相比之下，在病区，HCO_3^-（约 82%）是主要阴离子，而 SO_4^{2-}（约 17%）明显较低。碱土金属离子 Ca^{2+}（75%）和 Mg^{2+}（15%）约占阳离子的 90%，而碱土金属离子 K^+ 和 Na^+ 明显较低（<10%）。Xiao（1986）报道了大骨节病的发病率与饮用水中 Na^+

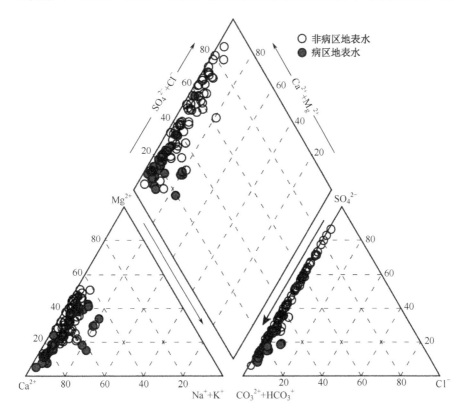

图 5-5　隆子县地表水特征

121

和 Mg^{2+} 的缺乏呈负相关关系。此外，Hu（1990）表明，低 Mg^{2+}、Cl^-、SO_4^{2-} 和 HCO_3^- 的低盐度水的消耗是大骨节病的主要原因。Wang 等人（2006）认为，大骨节病病区的饮用水多为低离子含量的酸性水，尤其是 SO_4^{2-}。因此，根据以往的研究，玉麦乡和扎日乡的水体化学特征促进了大骨节病的发生。

阳离子和阴离子在东部两个乡镇的浓度低。因此，离子的空间分布与隆子县大骨节病的患病率有一定的关系，这与之前在青藏高原（Guo et al.，2012；La Grange et al.，2001；Moreno-Reyes et al.，1998）和中国其他地区（Hu，1990；Shi et al.，2017；Xiao，1986）的研究结果一致。

地表水中离子分布的显著差异是由区域地质、当地气候和地形等因素造成的。根据 TDS 和 TH 数据，隆子县地表水 TDS 可能受 Ca/Mg、碳酸盐和硫酸盐的控制，岩石与流水的相互作用导致 Ca/Mg、碳酸盐和硫酸盐的溶解。隆子县大骨节病病区位于东喜马拉雅山脉南坡，气候湿润，植被繁茂，水体有机质含量高。这种区域环境可以显著限制水岩相互作用，从而降低水系统的 ORP。在这种条件下，风化作用大大减少，从而导致 pH、盐度和硬度降低，这些结果与先前的研究结果一致（Shi et al.，2017；Wang et al.，2006）。

5.4.3　隆子县地表水中微量元素与大骨节病的关系

自然环境中的微量元素在人体内浓度低，因为这些元素不能直接合成，但 I、Cu、Mn 和 Zn 等元素对健康至关重要。在微量元素中，Mn、Fe、Co、Cu 和 Zn 等与大骨节病有关的研究较多（Li et al.，2012；Liu et al.，2012；Sha et al.，1992）。特别是在一些研究中提出了缺 Se 理论（Wang J et al.，2017；Xiao，1986）。然而，Se 含量与大骨节病发病率之间的关系表明，尽管 Se 缺乏可能是一个环境因素，但它并不代表患病的主要原因。

隆子县大骨节病非病区和病区地表水中微量元素的测定数据如表 5-18 所示。结果表明，Co、Fe、Ni 在非病区呈正态分布，Fe、I、Mn、Mo、V 在病区呈正态分布（> 0.1）。根据表 5-18 中的数据，与非病区相比，病区地表水中大多数微量元素的浓度较低。Kruskal-Wallis（K-W）结果显示，Co、Fe、I、Mo、Ni、Se 和 Zn 在非病区显著升高（$p < 0.01$），而 As 显著降低（$p < 0.01$）。

表 5-18   隆子县大骨节病非病区和病区地表水中微量元素的测定数据（浓度：μg/L）

| 元素 | 非病区 | | | | | | | 病区 | | | | | | | K-W |
	最小值	最大值	平均值	中位数	标准差	变异系数	K-S	最小值	最大值	平均值	中位数	标准差	变异系数	K-S	p
Al	0.37	20.37	5.34	3.17	5.09	13.88	0.00	0.93	22.22	6.19	4.13	5.58	6.00	0.01	0.21
Si	2.35	18.54	8.23	7.18	3.84	1.63	0.00	1.72	17.16	6.91	6.19	3.29	1.92	0.00	0.09
V	0.01	1.17	0.34	0.25	0.28	28.34	0.00	0.11	0.76	0.36	0.35	0.15	1.33	0.20	0.02
Mn	0.00	0.28	0.04	0.02	0.05	25.24	0.00	0.00	0.06	0.02	0.02	0.02	16.42	0.10	0.06
Fe	0.58	271.70	105.33	93.37	69.81	120.79	0.20	2.86	71.99	19.71	17.31	13.10	4.58	0.16	0.00
Co	0.02	0.18	0.06	0.06	0.03	1.80	0.12	0.01	0.44	0.04	0.02	0.08	15.94	0.00	0.00
Ni	0.02	2.47	1.15	1.06	0.52	25.76	0.20	0.11	0.84	0.32	0.29	0.17	1.58	0.01	0.00
Cu	0.00	0.64	0.16	0.10	0.17	165.49	0.00	0.02	0.44	0.15	0.14	0.10	5.43	0.00	0.37
Zn	0.03	5.49	1.03	0.55	1.18	34.84	0.00	0.01	3.57	0.47	0.18	0.89	177.33	0.00	0.00
As	0.01	1.55	0.29	0.18	0.33	41.57	0.01	0.17	1.49	0.58	0.49	0.32	1.95	0.02	0.00
Se	0.07	2.21	0.46	0.25	0.49	6.81	0.00	0.04	0.33	0.14	0.12	0.08	2.08	0.05	0.00
Mo	0.13	1.03	0.47	0.41	0.25	1.96	0.01	0.02	0.55	0.25	0.20	0.18	11.39	0.14	0.00
I	0.01	0.42	0.10	0.07	0.09	17.31	0.00	0.02	0.16	0.05	0.05	0.03	1.50	0.12	0.00

5.4.4　隆子县大骨节病的影响因素讨论

图 5-6 所示为隆子县大骨节病非病区和病区地表水中所选元素的相关矩阵。在大骨节病非病区，Al 与 Co、Mn、Ni 的相关系数范围为 0.359～0.667，Co 与 Cu、Ni、Se 的相关系数范围为 0.349～0.546，呈显著正相关（$p < 0.01$）。而在病区，Al 仅与 I 显著相关（0.513），Co 与 Ni（0.471）、Si（0.705）、Zn（0.662）显著相关。大骨节病非病区和病区的微量元素相关性的这些差异归因于当地条件。

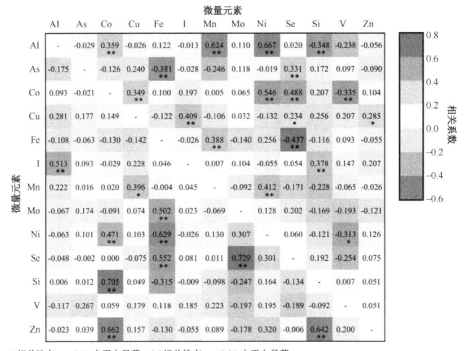

*相关性在 $p < 0.05$ 水平上显著；＊＊相关性在 $p < 0.01$ 水平上显著。

图 5-6　隆子县大骨节病非病区和病区地表水中所选元素的相关矩阵

主成分分析（PCA）通过提取与数据相关的影响因素来探索微量元素的可能来源（Xiao et al.，2014）。非病区和病区地表水中微量元素的主成分（PCs）分别为 5 个和 6 个。在非病区，主成分 1 解释了 26.40%的总变异，其中 Ni、Mn、Al、Co 和 Fe 的负荷较高；主成分 2 涉及 As 和 Se，占总方差的 14.5%；主成分 3 解释了总方差的 14.04%，这主要与 Cu、I、V 和 Z 有关；主成分 4 占总方差的 9.49%，这主要归因于 Si 和 Mo。特征值大于 1 的 5 个 PCs 占总方差的 73.23%。在大骨节病病区，主成分 1 以 Co、Si 和 Zn 为主，占总方差的 21.21%；主成分 2 占总方差的 19.20%，以 Se、Mo、Fe、Ni 为主；主成分 3 和主成分 4 主要受 Al 和 I，以及 Cu 和 Mn 的控制，分别占总方差的 14.64%和 11.38%。特征值大于 1 的 6 个 PCs 占总方差的 82.65%。图 5-7 显示了隆子县大骨节病非病区和大骨节病病区微量元素的前 3 个主成分。

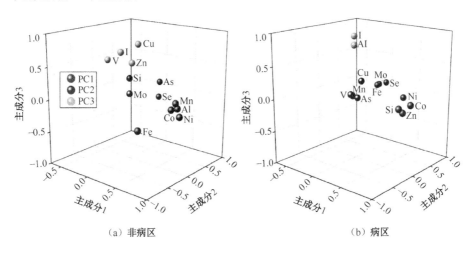

（a）非病区　　　　　　　　（b）病区

图 5-7　隆子县大骨节病非病区和大骨节病病区微量元素的前 3 个主成分

5.5　本章小结

本章通过对西藏典型区大骨节病患病风险因子的定量分析，得出以下结论。

（1）结合地理探测器对昌都市大骨节病的一组多重和相互关联的环境因子进行研究得到：①昌都市大骨节病的主要控制因素是地质因子（TEC和STR）、潮湿因子（MI和PRE）和经济因子（GDP），其可能是受区域地质构造控制下的低硒地层、受降水量与蒸发量控制下的高湿度环境和因为缺少资金去换粮改水并无法搬迁到新的环境共同影响而导致的；②地下水类型、年平均气温、植被类型和地貌等对昌都市大骨节病影响较小；③所有因子均两两非线性或二次增强，因子的交互作用增强了昌都市大骨节病患病风险；④可以推测，昌都市大骨节病是由一组多重和相互关联的影响因子所导致的。在某种程度上，我们的工作可能有助于了解大骨节病的各种影响因素。但是，还有一些问题需要解决。例如，这项研究仅考虑了 13 个相关因子，这似乎不足以捕捉大骨节病发病机制的复杂性，未来还应研究其他变量。

（2）通过对林周县大骨节病病区一组多重和相互关联的环境因子进行空间分析，并通对当地大骨节病病区和非病区土壤—水—粮食—人系统生物地球化学循环进行综合研究得到：①林周县大骨节病是由一组多重和相互关联的环境因子所导致的，最主要的控制因子是地层因子；②林周县大骨节病病区各环境介质（土壤、水、粮食）和人体组织中 Se 的含量均低于非病区；③当地居民的微量元素 Se 摄入严重不足，尤其是 Se 在大骨节病病区的 ADD 仅为 WHO 成人元素日摄入量推荐值下限的约 4%；④可以推测，当地大骨节病的主要致病原因是地层中 Se 的缺乏，进而通过生态系统的转移导致当地居民的摄入量严重不足，最终导致地方性生物地球化学Se 缺乏。在某种程度上，我们的工作可能有助于了解当地微量元素 Se 在生态系统中的转移和生物地球化学循环，并通过空间分析和环境化学的方法探讨当地居民患大骨节病的主要原因。但是，还有一些问题需要解决。例如，由于大骨节病发病机制的复杂性，未来还需要通过其他研究手段进一步量化其他患病假说对当地居民大骨节病的影响。

（3）日常饮食中必需微量元素的浓度与大骨节病的发病率密切相关，对人体健康至关重要。本章以洛隆县为研究区，对研究区全部 11 个乡镇的 48 个行政村（占行政村总数的 72.73%）的饮用水和青稞样品进行系统采集和分析，主要结论如下：①饮水和饮食中必需微量元素的摄入量存在显著的空间差异，证实了青稞是当地居民必需微量元素的主要口服摄入来源；②研究区居民口服 Cu 摄入量适宜，居民 Fe 和 Mn 的口服摄入量分别为过量和略过量，对当地居民造成非致癌健康风险，Mo 和 Zn 的非致癌健康风险分别为 36.36% 和 54.55%；③Se 的浓度和 ADD_{oral} 均普遍偏低，72.73% 的乡镇存在口服 Se 摄入不足的非致癌健康风险；④Se、Cu 和 Mo 的 ADD_{oral} 与洛隆县乡镇级大骨节病患病率呈显著负相关关系；⑤不同乡镇的 ADD_{oral} 存在显著的空间差异，这与研究区地理环境、地质条件和人类活动密切相关。因此，减少日常饮食中高浓度 Fe、Mn 和 Zn 的摄入，增加外源性 Mo 和 Cu 的摄入，特别是富 Se 食物（如胡萝卜、苜蓿、菠菜、玉米）的摄入，是防治当地居民大骨节病流行的基本对策。本研究结果也有助于了解洛隆县居民饮食中必需微量元素的水平和分布，减少和控制必需微量元素摄入不足或过量引起的健康风险。

（4）大骨节病病区地表水的 pH、TH 和 TDS 值明显低于非病区。病区以 $Ca-HCO_3$ 水化学相为主，$Ca-Mg-HCO_3$ 水化学相次之；非病区以 $Ca-Mg-SO_4-HCO_3$ 水化学相为主，$Ca-Mg-HCO_3-SO_4$ 水化学相次之。该地区地表水的水化学特征与大骨节病的流行具有相关性。低盐度水体可能是导致大骨节病病区的 Ni、Co、Fe、Se、Zn、Mo 和 I 等元素缺乏的主要原因，而 As 等元素在大骨节病病区明显高于非病区。由于大骨节病的病因复杂，地貌、植被类型和当地气候条件等其他环境影响因素也可能对食物真菌毒素中毒和水有机化合物中毒有重要影响。

参 考 文 献

AGUIAR A R, SAIKI M. Determination of trace elements in human nail clippings by neutron activation analysis[J]. Journal of Radioanalytical & Nuclear Chemistry, 2001, 249(2): 413-416.

CHASSEUR C, BEGAUX F, SUETENS C, et al. Is Kashin-Beck disease related to the presence of fungi on grains?[C].//Proceedings of the 8th International Working Conference on Stored Product Protection, 2002.

CHASSEUR C, SUETENS C, MICHEL V, et al. A 4-year study of the mycological aspects of Kashin-Beck disease in Tibet[J] International Orthopaedics, 2001, 25(3): 154-8.

CHEN L, WANG G, HU F, et al. Groundwater hydrochemistry and isotope geochemistry in the Turpan Basin, northwestern China[J]. Journal of Arid Land, 2014, 6(4): 378-388.

GIBBS R J. Mechanisms controlling world water chemistry[J]. Science, 1970, 170(3962): 1088-1090.

GUO Q, WANG Y. Hydrochemical anomaly of drinking waters in some endemic Kashin-Beck disease areas of Tibet, China.[J]. Environmental Earth Sciences, 2012, 65(3): 659-667.

GUO X, NING Y, WANG X. CHAPTER 31: Selenium and Kashin-Beck Disease[M]. Cambridge, UK: Royal Society of Chemistry, 2015.

HOPPS H C. The biologic bases for using hair and nail for analyses of trace elements.[J]. Science of the Total Environment, 1977, 7(1977): 71-89.

HU J. An application of the quadrature test method to studying the drinking water quality in the Kaschin-Beck Disease areas[J]. Journal of Xi'an College of Geology, 1990, 12(3): 89-95.

KOIVISTOINEN P, HUTTUNEN J K. Selenium in food and nutrition in Finland. An overview on research and action[J]. Annals of Clinical Research, 1986, 18(1): 13.

LA GRANGE M, MATHIEU F, BEGAUX F, et al. Kashin-Beck disease and drinking water in Central Tibet[J]. International Orthopaedics, 2001, 25(3): 167-9.

LARGE R R, HALPIN J A, LOUNEJEVA E, et al. Cycles of nutrient trace elements in the Phanerozoic ocean[J]. Gondwana Research, 2015, 28(4): 1282-1293.

LI S, XIAO T, ZHENG B. Medical geology of arsenic, selenium and thallium in China[J]. Science of the Total Environment, 2012, 422(1): 31-40.

LIU X, WANG B, LEI Y. The research progression on the relationship of selenium, iodine, fluorine with Kashin-Beck Disease[J]. For. Med. Sci.(Sect. Medgeogr.), 2012, 33: 83-85.

LOWELL W E, et al. The light of life: Evidence that the sun modulates human lifespan[J]. Medical Hypotheses, 2008, 70(3): 501-507.

MALAISSE F, MATHIEU F. Big Bone Disease[M]. Belgium: Agro de Gembloux, 2008: 85-100.

MATHIEU F, SUETENS C, BEGAUX F, et al. Effects of physical therapy on patients with Kashin-Beck disease in Tibet[J]. International Orthopaedics, 2001, 25(3): 191-193.

MORENO-REYES R, SUETENS C, MATHIEU F, et al. Kashin–Beck osteoarthropathy in rural Tibet in relation to selenium and iodine status.[J]. The

New England Journal of Medicine, 1998, 339(16): 1112-1120.

PENG A, et al. Study on the pathogenic factors of kashin-beck disease[J]. Journal of Toxicology & Environmental Health, 1992, 35(2): 79-90.

PENG A, WANG W H, WANG C X, et al. The role of humic substances in drinking water in Kashin-Beck disease in China[J]. Environmental Health Perspectives, 1999, 107(4): 293-296.

PIPER A M. A graphic procedure in the geochemical interpretation of water-analyses[J]. Eos, Transactions American Geophysical Union, 1944, 25(6): 914-928.

SHA R, SUN T. Analysis of the relationship between contents of 21 elements in external environment and active index using samples from Kashin-Beck Disease affected areas[J]. Endemic Dis. Bull, 1992, 7: 80-84.

SHI Z, PAN P, FENG Y, et al. Environmental water chemistry and possible correlation with Kaschin-Beck Disease (KBD) in northwestern Sichuan, China[J]. Environment International, 2017, 99: 282-292.

STONE R. A medical mystery in middle China[J]. Science, 2009, 324(5933): 1378-81.

SUN L, LI Q, MENG F, et al. T-2 toxin contamination in grains and selenium concentration in drinking water and grains in Kaschin-Beck disease endemic areas of Qinghai Province[J]. Biological Trace Element Research, 2012, 150(1): 371-375.

SUNDSTR M H. Annual variation of serum selenium in patients with gynaecological cancer during 1978-1983 in Finland, a low selenium area[J]. International Journal for Vitamin & Nutrition Research, 1985, 55(4): 433-438.

TAKAGI Y, MATSUDA S, IMAI S, et al. Trace elements in human hair:

an international comparison[J]. Bulletin of Environmental Contamination & Toxicology, 1986, 36(1): 793-800.

TAN J, ZHU W, WANG W, et al. Selenium in soil and endemic diseases in China[J]. Science of the Total Environment, 2002, 284(1–3): 227-235.

THOMSON C D, ROBINSON M F. Selenium in human health and disease with emphasis on those aspects peculiar to New Zealand[J]. American Journal of Clinical Nutrition, 1980, 33(2): 303.

TIAN Y, YU C, ZHA X, et al. Hydrochemical characteristics and controlling factors of natural water in the border areas of the Qinghai-Tibet Plateau[J]. Journal of Geographical Sciences, 2019, 29: 1876-1894.

TIAN Y, YU C, ZHA X, et al. Distribution and potential health risks of Arsenic, Selenium, and fluorine in natural waters in Tibet, China[J]. Water, 2016, 8: 568.

UCHIDA S, TAGAMI K, HIRAI I. Soil-to-plant transfer factors of stable elements and naturally occurring　Radionuclides (1) Upland Field Crops Collected in Japan AU - UCHIDA, Shigeo[J]. Journal of Nuclear Science and Technology, 2007, 44(4): 628-640.

WANG J, HU Y. Environmental health risk detection with GeogDetector[J]. Environmental Modelling & Software, 2012, 33(10): 114–115.

WANG J, XIE H. The environmental hydrogeology of KBD district in Rangtang county of Aba[J]. Resources Environment & Engineering, 2006, 20(1): 48-51.

WANG J, LI H R, YANG L, et al. Selenium in environment and its relationship with Kashin-Beck disease in Chamdo Area of Tibet[J]. Geographical Research, 2017, 36(2): 383-390.

WANG J, LIU G, LIU H, et al. Multivariate statistical evaluation of dissolved trace elements and a water quality assessment in the middle reaches of Huaihe River, Anhui, China[J]. Science of the total environment, 2017, 583: 421-431.

WANG J F, LI X, CHRISTAKOS G, et al. Geographical detectors-based health risk assessment and its application in the neural tube defects study of the Heshun Region, China[J]. International Journal of Geographical Information Science, 2010a, 24(1): 107-127.

WORLD HEALTH ORGANIZATION. Vitamin and mineral requirements in human nutrition[M]. World Health Organization, 2004.

WHO. Trace Elements in Human Nutrition and Health[M]. Geneva: World Health Organization, 1996.

XIAO J, JIN Z, WANG J. Geochemistry of trace elements and water quality assessment of natural water within the Tarim River Basin in the extreme arid region, NW China[J]. Journal of Geochemical Exploration, 2014, 136: 118-126.

XIAO X. The relations of Kashin-Beck disease to hydrochemical components and the pathogeny in Yongshou County Shaanxi[J]. Geol. Shaanxi, 1986, 4: 70-78.

YANG C, NIU C, BODO M, et al. Fulvic acid supplementation and selenium deficiency disturb the structural integrity of mouse skeletal tissue. An animal model to study the molecular defects of Kashin-Beck disease[J]. Biochemical Journal, 1993, 289 (Pt 3)(3): 829.

ZHA X, TIAN Y, YU C. Distribution of selenium in surface waters of Tibet and environmental impact factors that determine its concentration[J]. Ecological Indicators,2022, 135:108-534.

ZHAI S. Investigation on the relationship between Kashin-Beck disease and drinking water[C]. Proceedings of the International Workshop on Kashin-Beck Disease and Noncommunicable Diseases,1990:96-101.

巴桑卓玛, 央拉, 次央, 等. 西藏大骨节病高发区家系的遗传流行病学调查与研究[J]. 西藏大学学报（自然科学版）, 2012, 27(2):47-51.

成升魁, 闵庆文. 西藏农牧业发展若干战略问题探讨[J]. 资源科学, 2002, 24(5):1-7.

郭雄. 大骨节病病因与发病机制的研究进展及其展望[J]. 西安交通大学学报医学版, 2008, 29(5):481-488.

黄海皎, 李杨, 高小丽, 等. 西藏地区青稞籽粒营养品质分析及评价[J]. 麦类作物学报, 2020, 40(12):1479-1485.

拉姆罗珍, 袁宏, 洛桑塔青, 等. 阿旺乡河道沿岸土壤矿物元素特征及与岩石地表水农作物相关性分析[J]. 土壤科学, 2022, 10(1):15-23.

李明月, 孙学军, 李胜楠, 等. 青藏高原及其周边地区冰川融水径流无机水化学特征研究进展[J]. 冰川冻土, 2020, 42(02):562-574.

李群伟, 李江, 扎西泽登, 等. 青藏高原大骨节病防治策略与措施[J]. 中国公共卫生, 2003, (11):87.

唐华俊, 李哲敏. 基于中国居民平衡膳食模式的人均粮食需求量研究[J]. 中国农业科学, 2012, 45(11):2315-2327.

王劲峰, 徐成东. 地理探测器：原理与展望[J]. 地理学报, 2017, 72(01):116-134.

王予健, 彭斌, 彭安. 大骨节病区水土中有机物对硒存在形态和生物有效性的影响[J]. 环境科学, 1991, 12(04):86-89.

吴茂江. 硒与人体健康[J]. 微量元素与健康研究, 2007, 24(1):63-64.

吴雪莲. 电感耦合等离子体发射光谱法测定西藏牦牛肉中的微量元素

[J]. 西藏农业科技, 2017, 39(03):29-33.

吴雪莲. 西藏七地市牦牛肉与牧草中矿质元素相关性分析[J]. 西藏农业科技, 2020, 42(04):14-17.

杨林生, 吕瑶, 李海蓉, 等. 西藏大骨节病区的地理环境特征[J]. 地理科学, 2006, 26(04):466-471.

张唐伟, 余耀斌, 拉琼. 西藏不同青稞品种的品质差异分析[J]. 大麦与谷类科学, 2017, 34(01), 28-32+41.

中华人民共和国生态环境部. 中国土壤元素背景值[M]. 北京:中国科学环境出版社;1990.

中国营养学会. 中国居民膳食营养素参考摄入量（2013 版）[M]. 北京:中国标准出版社, 2014.

中华人民共和国国家卫生健康委员会. 食品安全国家标准 粮食（GB 2715-2016）[S]. 北京:中华人民共和国国家卫生健康委员会, 2016.

中华人民共和国国家卫生健康委员会. 食品安全国家标准 食品中污染物限量（GB2762-2022）[S]. 北京:中华人民共和国国家卫生健康委员会, 2022.

第 6 章

西藏典型区环境介质中微量元素的影响因素分析及来源解析

6.1 西藏隆子县有毒元素（TEs）地球化学特征及来源解析

6.1.1 隆子县土壤和基岩中有毒元素（TEs）的统计特征

隆子县土壤和基岩中 5 种 TEs 含量的统计特征如表 6-1 所示。在土壤样品中，Cr、As、Cd、Hg、Pb 的平均值分别为 80.583 ± 14.231 mg/kg、39.286 ± 15.973 mg/kg、0.123 ± 0.032 mg/kg、0.037 ± 0.021 mg/kg、38.849 ± 26.783 mg/kg。在土壤样品中，5 种 TEs 的平均含量分别为西藏土壤背景值的 1.054、1.994、1.521、1.531 和 1.335 倍（NEPA，1990）。As、Pb 在不同 pH 范围内分别高于我国农用地土壤污染风险筛查值的 66.20% 和 5.56%，研究区土壤 As 污染比较严重。

表 6-1　隆子县土壤和基岩中 5 种 TEs 的统计特征

媒介	参数	单位	Cr	As	Cd	Hg	Pb
基岩 (n=44)	平均值	mg/kg	55.810	14.064	0.101	0.031	60.333
	最小值	mg/kg	6.257	1.076	0.021	0.004	3.142
	最大值	mg/kg	112.924	61.564	0.276	0.130	179.700
	标准差	mg/kg	24.812	15.068	0.062	0.028	34.734
	变异系数	—	3.966	14.001	2.978	7.077	11.055
	C_f（Clark）	—	0.558	7.813	0.504	1.034	4.827
	C_f（中国）	—	0.324	11.720	1.644	0.904	9.810
	C_f（西藏）	—	0.307	8.845	1.866	4.387	9.282
土壤 (n=71)	平均值	mg/kg	80.583	39.286	0.123	0.037	38.849
	最小值	mg/kg	44.296	15.949	0.052	0.014	20.769
	最大值	mg/kg	122.381	102.026	0.216	0.125	169.447
	标准差	mg/kg	14.231	15.973	0.032	0.021	26.783
	变异系数	—	0.321	1.001	0.612	1.492	1.290
	C_f（中国）	—	1.321	3.508	1.270	0.565	1.494
	C_f（西藏）	—	1.054	1.994	1.521	1.531	1.335
	EF	—	1.444	2.793	1.223	1.185	0.644
	超出筛查值风险	%	0.00	66.20	0.00	0.00	5.56

6.1.2　隆子县土壤和基岩中有毒元素（TEs）的空间分布特征

5 种 TEs 空间分布特征显示，与 Cr 和 Pb 相比，As、Cd 和 Hg 在土壤中的空间分布格局较为相似，高值区分布在研究区东部和西部，中部为低值区。Pb 的高值区主要集中在研究区北部和中部，Cr 的空间分布呈相对分散的趋势。我们对比了不同驱动因素下 5 个 TEs 的空间分布趋势，没有明显的空间相关性。

6.1.3 隆子县土壤和基岩中有毒元素（TEs）的地球化学特征

不同地层基岩和土壤的地球化学特征参见附表 6-1，基岩的 C_f 值表明 Cr 低污染、Cd 中度污染（$1 \leqslant C_f < 3$），Hg 高度污染（$3 \leqslant C_f < 6$）、Pb 重度污染（$C_f \geqslant 6$）。基岩中 TEs 含量的变异系数的大小顺序为 As>Hg>Cd>Pb，取值范围变化较大，表明这些元素的来源是复杂的，可能会受到不同地层和岩性的影响。

我们对不同出露地层的土壤中 TEs 含量进行了研究，其变化如图 6-1 所示。由图 6-1 a 可以看出，基岩中最富集的 TEs 为 As 和 Pb，其中 J_1、N_1、T_3 和 J_2 中 As 的含量比 Clark 值高出 6 倍以上。6 个地层 Q_h、N_1、J_1、J_2、T_3、P_t 中 As 和 Pb 的含量均比 Clark 值高出 3 倍以上。相比之下，Hg 的含量接近 Clark 值，Cr 和 Cd 的含量约为 Clark 值的一半。

如图 6-1 b 所示，在西藏和中国的 A 层土壤中，大部分土壤中 TEs 含量高于背景值（$C_f > 1$）。在不同的地层背景下，土壤中 TEs 含量的变化趋势与基岩不同，尤其是 As、Hg 和 Pb。不同地层的 m_{C_d} 值也呈现在图 6-1 a 和图 6-1b 所示的上半部分。基岩中 J_1 的 m_{C_d} 值明显高于其他高污染地层（$4 \leqslant m_{C_d} < 8$），而土壤中 J_1 的 m_{C_d} 值相对较低，污染程度为零至极低（$m_{C_d} < 1.5$）。西藏基岩的 EF 值如图 6-1 c 所示。P_t 中 As 的最高 EF 值大于 6，表明富集程度中等。土壤中大部分 Cr、Cd 和 Hg 的 EF 值较低，不超过 3（属于极少量富集），土壤中 Pb 含量低于基岩中 Pb 含量（属于无富集）。与西藏地区土壤背景值相比，各层 I_{geo} 值表明未污染至中度污染（见图 6-1 d）。

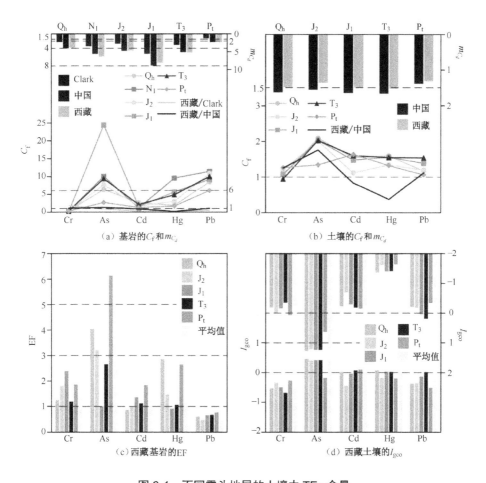

（a）基岩的 C_f 和 m_{C_d}　　　　（b）土壤的 C_f 和 m_{C_d}

（c）西藏基岩的 EF　　　　（d）西藏土壤的 I_{geo}

图 6-1　不同露头地层的土壤中 TEs 含量

6.1.4　隆子县土壤中有毒元素（TEs）的来源鉴定及驱动因子选择

本研究通过比较 3 个因子和 7 个因子，选择 3 个因子进行 PMF 模型优化。模拟结果表明，影响土壤中 5 种 TEs 迁移、转化和积累的主要因子有 3 大来源分类：地质源、环境源、人为源（见图 6-2）。PMF 模型的信噪比结果显示，5 种 TEs 均归为"强"类，表明该模型与 TEs 拟合较好（Norris et al.，2014）。

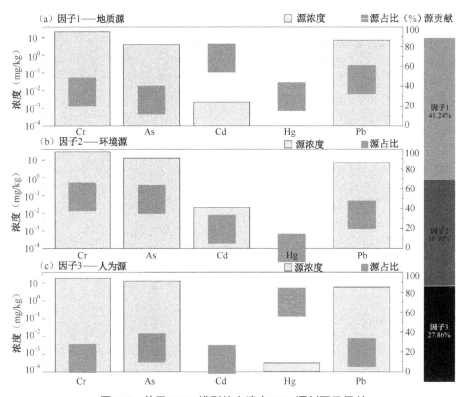

图 6-2 基于 PMF 模型的土壤中 TEs 源剖面及贡献

Cd 是因子 1 的主要元素，占比 68.7%。多项研究证实，基岩和土壤母质中 Cd 含量高是衍生土壤中 Cd 含量增加的原因（Gan et al.，2019）。此外，Pb（46.6%）、Cr（34.6%）、Hg（29.8%）和 As（26.5%）的含量也相当可观。在土壤形成过程中，地层从根本上决定了土壤中 TEs 的含量。风化作用破坏基岩，改变基岩的物理化学性质，形成结构松散的风化壳，其上部可称为土壤母质（Xiao et al.，2019）。因此，土壤中 TEs 含量主要来源于当地地层和土壤母质（Osobamiro et al.，2015），主要通过地质类型（GEOL）和土壤与地形数字数据库（SOTER）表征。不同的地层和土壤母质风化形成不同的土壤类型（STYP），从而导致土壤有机质含量（SOMC）的分化（Liu et al.，2021；Wang et al.，2021）。

土壤中元素的迁移、转化和积累模式与土壤 pH（SPHV）和阳离子交换容量（SCEC）密切相关（Yang et al.，2022）；由于土壤的地表面积和渗透性不同，不同的土壤质地等级（STEX），例如，砂、粉和黏土也会影响土壤中元素的分布（Hillel，2003；Hou et al.，2017）。此外，基岩和土壤中的 5 种 TEs 在不同地层中的富集规律大致相似（见图 6-1a 和 b）。地质源对土壤中这些 TEs 的含量有直接影响。因此，本研究将地质源作为第一因子来源，选择地质类型（GEOL）、土壤和地形数字数据库（SOTER）、土壤类型（STYP）、土壤有机质含量（SOMC）、土壤 pH（SPHV）、土壤阳离子交换能力（SCEC）和土壤母质（STEX）作为地质源方面的驱动因子。

在第二因子来源中，Cr（51.9%）和 As（49.3%）的权重高于其他 TEs（见图 6-2 b）。结合第一因子来源的结果和 EF 的结果（见图 6-1 c）可知，即使在不同的地层背景下，绝大多数土壤中 As 和 Cd 的含量都高于基岩。这表明土壤中 As 和 Cd 的积累不仅是由地质源引起的。相关研究报道，化石燃料燃烧会导致含有 Cr 和 As 的气体和飞灰释放到大气中（Chen et al.，2018；Men et al.，2018）。这些元素在大气中的迁移和沉积过程中，不同的环境条件（如温度、降水、地貌类型、海拔）会导致这些元素在土壤中的空间分布差异（Liu et al.，2002；Wai et al.，2016）。此外，在风化成土过程中，温度、降水、植被、水系、地貌等表生环境对土壤中 TEs 的迁移、转化和积累也起着重要作用（Liu et al.，2021；Memoli et al.，2019；Zhao et al.，2020）。Qiao 等人（2019）研究表明，不同水文条件和植被类型对不同价态土壤中 Cr 和 As 的迁移转化能力不同。因此，本研究将环境源作为第二因子来源，选择年平均气温（TEMP）、年平均降水量（PREC）、植被类型（VEGE）、河流距离（STRE）、地貌类型（GEOM）、海拔（ELEV）和坡度（SLOP）作为环境源方面的驱动因子。

对于第三因子来源（见图 6-2 c），Hg 占比 70.2%，显著高于其他 TEs。研究证实，Hg 是农药和化肥中的重要元素，在农业活动中容易挥发和迁移（Men et al.，2019；Wang et al.，2022）。土壤养分含量在一定程度上反映了农业活动的强度，主要表现为土壤全氮含量（STNC）、土壤全磷含量（STPH）和土壤全钾含量（STPO）（Huang et al.，2021）。此外，基岩中 Hg

含量的变异系数较小，污染程度非常高，但 CV 最大，土壤中污染程度中等（图 6-1 a 和 b），反映出较强的非地质影响（Wu et al，2021）。此外，土壤中该元素的含量还受到社会经济活动的控制，如居民人均纯收入（INCO）、土地利用类型（LAND）、道路距离（ROAD）和矿山距离（MINE）（Jiang et al，2019；Tepanosyan et al，2018；Yan et al，2018；Yang et al，2020）。因此，本研究将人为源作为第三因子，并选择居民人均纯收入（INCO）、土地利用类型（LAND）、道路距离（ROAD）、矿山距离（MINE）、土壤全氮含量（STNC）、土壤全磷含量（STPH）和土壤全钾含量（STPO）作为人为源方面的驱动因子。

根据上述讨论，本研究对 3 个来源的平均贡献进行了分析，地质源（贡献率 41.24%）在土壤的 TEs 来源中起主要作用，环境源（贡献率 30.90%）和人为源（贡献率 27.86%）对 TEs 来源的贡献大致相同。图 6-3 所示为从 3 个来源选取的 21 个驱动因子。

来源方面	决定因素	驱动因子
地质源	地质特点	地质类型（GEOL）
		土壤和地形数字数据库（SOTER）
	土壤特性	土壤类型（STYP）
		土壤有机质含量（SOMC）
		土壤pH（SPHV）
		土壤阳离子交换能力（SCEC）
		土壤母质（STEX）
环境源	温度	年平均气温（TEMP）
	降水	年平均降水量（PREC）
	植被	植被类型（VEGE）
	河流水系	河流距离（STRE）
	地貌	地貌类型（GEOM）
		海拔（ELEV）
		坡度（SLOP）
人为源	社会经济活动	居民人均纯收入（INCO）
		土地利用类型（LAND）
		道路距离（ROAD）
		矿山距离（MINE）
	农业活动	土壤全氮含量（STNC）
		土壤全磷含量（STPH）
		土壤全钾含量（STPO）

图 6-3　从 3 个来源选取的 21 个驱动因子

6.1.5　隆子县土壤中有毒元素（TEs）的驱动因子讨论

本研究通过计算土壤中 TEs 含量的统计特征，定量识别土壤 TEs 含量的来源，进一步证实了土壤中 TEs 受到多个驱动因子的共同影响，其中地质源对土壤 TEs 的影响尤为显著。

我们使用 GeoDetector 模型定量分析驱动因子及其相互影响的解释力，解释力的高低用 q 值表示。

（1）个体驱动因素的相对影响。

根据 GeoDetector 中各因子检测器的结果，各驱动因子对土壤中 TEs 含量空间分布的 q 值如图 6-4 所示。在本研究中，我们粗略地认为，如果驱动因子能够通过显著性检验（$p < 0.05$），那么 q 值大于 0.20 意味着解释能力显著（Wang et al.，2016）。

如图 6-4 所示，多种驱动因子对土壤中 5 种 TEs 的空间分布有显著影响，地质源是 5 种 TEs 的突出来源，环境源和人为源的贡献大致相同。3 个来源方面的 q 值（各来源所含驱动因子 q 值之和）的顺序为：地质源（42.43%）＞人为源（29.58%）＞环境源（27.99%），这与 PMF 模型的结果基本一致。

在地质源方面的驱动因子中，地质类型、土壤类型、土壤母质和土壤 pH 对土壤中 5 种 TEs 含量的空间分布均有一定的影响（$p < 0.05, q > 0.10$）。特别值得注意的是，4 种 TEs（As、Cd、Hg 和 Pb）的土壤类型、土壤母质、地质类型的 q 值均超过 0.20，5 种 TEs（As、Cd、Cr、Hg 和 Pb）的 q 值均超过 0.15。土壤中的 TEs 主要来源于当地地层和土壤母质的风化作用（Kamal et al.，2010）。研究证实，土壤类型、土壤母质和土壤 pH 从根本上决定了 TEs 在土壤中的物理和化学行为，因为这些驱动因子会影响其吸附和解吸模式（Hou et al.，2017）。相比之下，土壤有机质含量和土壤阳离子交换能力仅对土壤 Cd 含量的空间分布有显著的解释力，土壤质地驱

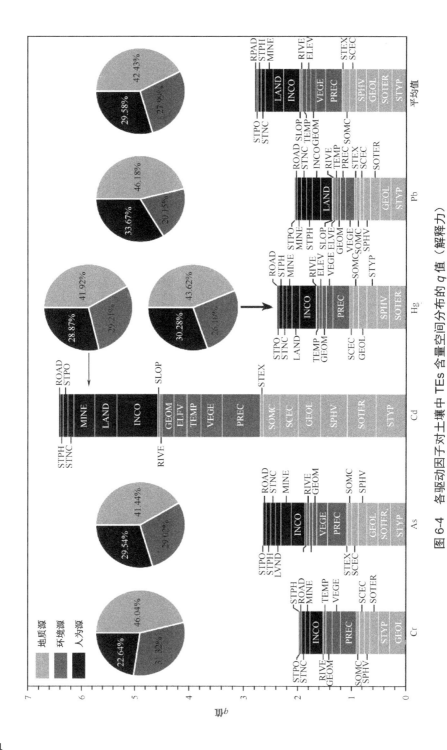

图6-4 各驱动因子对土壤中TEs含量空间分布的 q 值（解释力）

动因子（平均 q 值为 0.039）对土壤中 5 种 TEs 含量的空间分布影响不大，这与 Zhao et al.（2020a）在喀斯特地区的研究结果不同。这可能是因为本研究区土壤质地分布单一，以壤土为主，没有砂土、粉土和黏土。

在环境源方面的驱动因子中，年平均降水量和植被类型对土壤中 5 种 TEs 含量的空间分布均有一定影响（$p < 0.05$，$q > 0.10$）。此外，地貌类型对土壤中 Cr 和 Cd 的空间分布也有一定影响。这一结果表明，在风化成土过程中，不同降水量会导致基岩和土壤母质风化淋滤强度的增减，从而影响土壤 TEs 的空间分布（Alloway，2013）。此外，植被类型受温度、降水、地理环境等现象的影响，不同的植被类型具有不同的生物物理风化能力，对基岩和土壤母质有不同的机械损伤（van der Maarel，2005）。海拔（平均 q 值为 0.092）和年平均气温（平均 q 值为 0.089）对土壤中 Cr、As、Hg 和 Pb 含量的空间分布影响不大，河流距离（平均 q 值为 0.030）和坡度（平均 q 值为 0.025）对土壤中 Cr、As、Hg 和 Pb 含量的空间分布影响不明显。

在人为源方面的驱动因子中，居民人均纯收入对土壤中 TEs 含量的空间分布均有较强的影响（$p < 0.05$，$q > 0.15$）。土地利用类型对土壤中 As、Cd、Hg、Pb 含量的空间分布有中强影响（$p < 0.05$，$q > 0.10$）。矿山距离对土壤中 As 和 Cd 含量的空间分布有较强的影响（$p < 0.05$，$q > 0.15$）。这些结果与文献一致（Tian et al.，2020；Yang et al.，2020；Yang et al.，2021）。Wang 等人（2014）分析了青藏高原路边土壤中重金属（如 Cd 和 Pb）的来源，他们发现，路边土壤中的重金属积累主要受海拔、土壤类型、交通量和道路距离的影响。在本研究中，道路距离对土壤中 5 种 TEs 含量的空间分布解释力较低，但能在一定程度上解释 TEs 的空间分布（$p < 0.01$）。这主要是因为研究区的 G219 国道于 2020 年建成通车，目前研究区的道路交通量相对较小。土壤养分含量对土壤 TEs 含量的空间分布也表现出较低的解释力，这进一步佐证了研究区农业活动强度较低这一情况（Wu et al.，2021；Zhao et al.，2020），但与 Men 等人（2019）的研究结果不同。

总体而言，Cr、As、Hg 和 Pb 主要受地质源（如地质类型、土壤类型、土壤母质、土壤 pH）和少量环境源和人为源的影响，而 Cd 受多种驱动因子的影响。

（2）驱动因子的交互影响。

GeoDetector 交互探测的结果表明，与单个驱动因子相比，交互作用对大多数驱动因子的影响（基于驱动因子 p 值大于 0.05 的条件）显著提高。5 个 TEs 的前 3 对驱动因子之间的交互关系如图 6-5 所示。结果表明，地质源对环境源和人为源的影响较大；特别值得注意的是，地质类型对 Cr、As、Hg、Pb 的非线性增强作用最为显著。地质类型和其他驱动因子交互作用后的最高解释力最大，分别为 0.746、0.602、0.600 和 0.523。

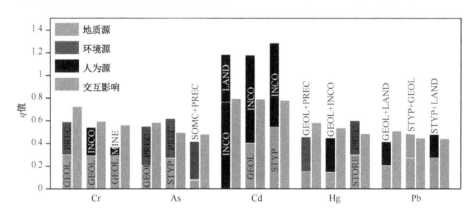

图 6-5　5 个 TEs 的前 3 对驱动因子之间的交互关系

许多研究证实，地质源与人为源和环境源叠加导致 TEs 在土壤中积累，并改变富集区边界，形成高风险区（Jiang et al.，2019；Memoli et al.，2019；Tepanosyan et al.，2018；Tian et al.，2020；Yan et al.，2018；Yang et al.，2020）。对于 Cd，前 3 位的交互作用均在人为源和地质源驱动因子之间，交互类型均为二元增强。居民人均纯收入与土地利用类型的交互效应对 Cd

的影响最大，解释力为 0.816。社会经济活动的叠加在一定程度上加剧了土壤中 TEs 的富集，其强度主要由居民人均纯收入和土地利用类型决定。此外，地质源对土壤中 Cd 含量的贡献较大，居民人均纯收入与地质类型和土壤类型的交互作用均大于 0.800。对 Pb 而言，前 3 位的交互作用也在地质源和人为源驱动因子之间。这一结果与 Liu 等人（2022）的研究结果一致，Liu 等人（2022）发现地质源和人为源的交互作用对 Cd 和 Pb 的富集起着重要作用。

（3）主要驱动因子的影响类型或范围。

风险探测的结果显示了每种驱动因子对土壤中 TEs 含量空间分布的影响类型或范围（见附表 6-3 至附表 6-23）。本研究将结果与土壤 TEs 含量的关键驱动因子（STYP、SOTER、GEOL、SPHV、PREC、VEGE、INCO、LAND）相结合。

侵入岩（岩浆侵入形成）和火成岩对土壤中 TEs 的富集贡献普遍高于沉积岩和变质岩。许多学者发现，岩浆活动是地层中 TEs 的主要来源。因此，侵入岩和火成岩中形成的土壤富含 TEs（Anda，2012；Haldar，2020）。此外，大多数来自岩浆岩的成土母质中的 TEs 含量高于沉积岩。由附表 6-5 可知，pH 越高或越低，土壤中 TEs 含量越高。研究表明，pH 较低的土壤促进 TEs 的淋溶，而 pH 较高的土壤更容易积累 TEs（Liu et al.，2022；Tao et al.，2020）。一些 TEs（如 As、Cd、Hg）含量高，但在低 pH 土壤中存在的原因可能是研究区广泛分布着黑色毡土、褐土和灰褐土。黑色毡土、褐土和灰褐土中有机质和腐殖酸含量高，导致 pH 普遍较低，其较厚的腐殖质层对土壤中浸出的 TEs 有较好的吸附和滞留作用（Duncan，2011），即使在低 pH 的土壤环境中，土壤中 TEs 含量也很高。TEs 含量的这些特征与 STYP 一致。

对于环境源的关键驱动因子，在所有驱动因子中，PREC 对 As 和 Hg 的解释力最强（见图 6-5），且土壤中 As、Cd 和 Hg 的含量随降水量的增加而增加。在土壤形成过程中，高降水量和上覆的亚热带植被导致植被落叶增多，土壤中有机质和腐植酸含量增加（Duncan，2011），导致土壤中 TEs 的积累。人为源驱动因子表明，土壤中 TEs 含量高的地区主要分布在居民人均纯收入低的地区和未利用的区域，土壤中 TEs 含量低的地区一般分布在城乡、矿区和高收入居民居住的区域。这一结果与大多数研究结果相反，可能由于隆子县人口密度低，工矿活动非常少。根据《中国县域统计年鉴 2020》（NBS，2020），隆子县人口为每平方千米 3.18 人，规模以上工业企业 1 家。低收入乡镇的基础设施较差，居民在日常生活中使用的化石燃料等不清洁燃料比高收入乡镇多，这可能导致土壤中 TEs 含量较高。此外，人口密度较低导致住宅、城市和农村在土地利用类型上的空间分布密度较小，离散化程度较高。未利用土壤中的 TEs 含量高可能是由于未利用地多为裸露，对地层和土壤母质有较强的风化淋滤作用，导致 TEs 在土壤中积累。从道路距离和矿山距离来看，主干道和矿点周围的 Pb 含量较高，与文献结果一致（Men et al.，2018；Tao et al.，2020；Yi et al.，2021）。

6.1.6　隆子县土壤砷污染高发区分布预测

为了进一步明确和预测土壤 TEs 污染高发区的空间分布，本研究将研究区土壤中 TEs 含量与我国农用地土壤污染风险筛查值标准进行了比较。研究区 As 含量普遍超过风险筛查值；少数 Pb 含量超过风险筛查值；Cr、Cd、Hg 含量均低于风险筛查值。因此，我们选择 As，结合其来源和关键驱动因子，进一步预测其风险区域。

Liu 等人（2022）表明，利用 GeoDetector 的结果，根据关键驱动因子的主要类型或范围来划定高风险污染区域是合理的。研究表明，影响研究区土壤中 As 含量分布的关键驱动因子为 GEOL、STYP、PREC 和 INCO；此外，GEOL 与 PREC 的交互作用在每个驱动因子上都进一步非线性增强

（GEOL ∩ PREC = 0.602 > GEOL + PREC = 0.552）（见图 6-5），并且是唯一一对交互作用 q 值超过 0.5 的驱动因子。因此，GEOL 和 PREC 被认为是土壤 As 污染最重要的驱动因子。在不同土壤 pH 范围的约束下，将这两个驱动因子超过风险筛查值的类型或范围叠加，预测土壤中 As 的风险区域。在 GEOL 或 PREC 类型或范围内，As 的平均含量超过 10 mg/kg 的风险筛查值。这些类型或范围的重叠被认为是极高风险区域。此外，根据《中华人民共和国水土保持法》，禁止在坡度大于 25°的地区种植作物，海拔高于 5000 m 的地区也不适合人类活动。因此，为了进一步分析研究区可利用土地资源中土壤 As 污染的高风险区，在剔除坡度大于 25°、海拔高于 5000 m 的区域后，研究区不同级别风险区的分布格局有所不同。

土壤 As 污染高发区和极高发区主要分布在研究区西部和东部地区，适宜人类活动的极高发区主要分布在隆子河流域上游河谷地区，该地区也是主要农业区和人口密集区。这表明这些地区应优先重视土壤 As 污染的防治。Li 等人（2013）对青藏高原西部雅鲁藏布江流域上游 As 的分布进行了研究，发现土壤中 As 含量极高，证实了本研究对土壤 As 污染风险区预测的可信性。此外，有研究基于多元统计分析和 GIS 方法区分了区域土壤 TEs 污染的地质源和人为源（Huang et al.，2021；Liu et al.，2022；Wang et al.，2021；Yang et al.，2020）。然而，很少有研究对具体的环境因子进行定量分析，而且大多数研究选择有限的因子进行模型分析。因此，本研究取得了比文献更具有代表性的结果。

本研究确定了一种利用有限采样数据识别和预测土壤 TEs 污染高发区的新方法，具有较高的准确性，对区域土壤污染的控制和管理具有参考价值和指导意义。

本研究在地质统计模型与 GIS 方法相结合的基础上，首先，对典型地区基岩和土壤中 TEs 的空间分布和地球化学特征进行了计算和描述，并进一步探索了土壤中 TEs 的多种来源。其次，通过选择各种驱动因子，利用

GeoDetector 模型，定量分析多源驱动因子对土壤中 TEs 含量空间分布的影响，以及每对驱动因子的交互作用。最后，通过识别 TEs 含量高的主导驱动因子类型或范围，对土壤中 TEs 污染风险区域的空间分布进行预测，有效地显示了需要重点关注的区域范围和位置。

但不同研究区土壤中 TEs 含量的驱动因子和空间分布格局存在差异。例如，在本研究中，研究区内只有一家大于指定规模的工业企业，因此人为源的驱动因子没有考虑工业企业的区位因素。所以，在识别和预测其他地区土壤中 TEs 污染高风险区时，有必要根据当地土壤中 TEs 含量可能的影响机制有目的地选择驱动因子。此外，当 GeoDetector 模型处理连续变量时，分类方法可能会影响 q 值的结果。因此，也需要对连续变量的分类方法进行多次调试，以减少人为操作造成的误差。

综上所述，本研究提出了区域尺度上土壤污染高风险区识别与预测的新框架，有利于更有针对性地开展土壤污染防治工作。

6.2 西藏洛隆县土壤—水—粮系统中重金属风险评价及来源解析

6.2.1 洛隆县土壤—水—粮系统中重金属的统计特征

表 6-2 所示为研究区土壤—水—粮系统中 As、Cd、Cr、Hg 和 Pb 含量的描述性统计结果，包括相关的监管标准和限值。

表 6-2　研究区土壤—水—粮系统中 As、Cd、Cr、Hg 和 Pb 含量的描述性统计结果

		As	Cd	Cr	Hg	Pb
土壤 （n=58）	最大值（mg/kg）	55.206	1.218	103.500	0.058	832.829
	最小值（mg/kg）	8.306	0.123	19.000	0.012	19.121
	平均值（mg/kg）	18.766	0.236	53.837	0.029	82.449
	标准差（mg/kg）	9.539	0.153	14.845	0.009	141.738
	变异系数（mg/kg）	0.508	0.647	0.276	0.315	1.719
	筛查值（mg/kg）	30	0.3	200	2.4	120
	控制值（mg/kg）	120	3	1000	4	700
	背景值（mg/kg）	19.7	0.081	76.6	0.024	29.1
水体 （n=89）	最大值（μg/L）	10.794	0.306	2.397	0.022	0.626
	最小值（μg/L）	0.049	n.d.	0.007	n.d.	n.d.
	平均值（μg/L）	0.713	0.011	0.114	0.005	0.030
	标准差（μg/L）	1.551	0.045	0.261	0.005	0.074
	变异系数（μg/L）	2.176	4.068	2.289	1.022	2.445
	标准限值（μg/L）	10	5	50	1	10
青稞 （n=85）	最大值（mg/kg）	0.124	0.005	0.344	0.054	0.253
	最小值（mg/kg）	n.d.	n.d.	0.077	n.d.	0.025
	平均值（mg/kg）	0.045	0.002	0.176	0.003	0.069
	标准差（mg/kg）	0.026	0.001	0.077	0.007	0.037
	变异系数（mg/kg）	0.579	0.505	0.440	2.248	0.541
	标准限值（mg/kg）	0.5	0.2	1	0.02	0.5

洛隆县土壤中 As、Cd、Cr、Hg 和 Pb 的平均浓度分别为 18.766 mg/kg、0.236 mg/kg、53.837 mg/kg、0.029 mg/kg 和 82.449 mg/kg。虽然 5 种微量元素在土壤中的平均浓度较低，但部分样品超过了《土壤环境质量 农田土壤污染风险管控标准》（中华人民共和国国家市场监督管理总局，2018）规定的筛查值，As 超过筛查值的样品有 8.62%，Cd 超过筛查值的样品有

10.34%，Pb 超过筛查值的样品有 8.62%。此外，1.72%的样品超过了 Pb 的控制值。研究区内 Cd 和 Pb 的平均浓度分别是西藏土壤背景值的 2.91 倍和 2.83 倍。土壤中 As 和 Hg 的平均浓度与西藏土壤背景值基本一致，Cr 的浓度较低，平均值为西藏土壤背景值的 70.28%。

洛隆县水体中 As、Cd、Cr、Hg 和 Pb 的平均浓度分别为 0.713 μg/L、0.011 μg/L、0.114 μg/L、0.005 μg/L 和 0.030 μg/L，除 As 样品中 9.09%超标外，其他 4 种微量元素均低于《生活饮用水卫生标准》（中华人民共和国国家市场监督管理总局、中华人民共和国国家标准化管理委员会，2022）规定的标准限值。这说明洛隆县水质较好，适宜饮用。

洛隆县青稞中 As、Cd、Cr、Hg 和 Pb 的平均浓度分别为 0.045 mg/kg、0.002 mg/kg、0.176 mg/kg、0.003 mg/kg 和 0.069 mg/kg。这些浓度明显低于《食品安全国家标准 食品中污染物限量》（中华人民共和国国家卫生健康委员会，2022）规定的允许限量，表明洛隆县青稞符合高质量安全消费标准。

6.2.2 洛隆县土壤—水—粮系统中重金属的空间分布特征

本研究利用 ArcGIS 10.8 中的反距离加权插值讨论土壤中 As、Cd、Cr、Hg 和 Pb 浓度的空间分布特征，土壤中 As 和 Pb 表现出明显的空间变化趋势，北部和南部浓度较高，西部和东部浓度较低。同样，Cd 和 Cr 也存在相似的分布格局，东部高、南部低，但是北部也是 Cr 高值区。此外，Hg 的浓度表现为西部和北部偏高，东部和南部偏低。

本研究利用 ArcGIS 10.8 中的反距离加权插值讨论水体中 As、Cd、Cr、Hg 和 Pb 浓度的空间分布特征。总体而言，研究区水体中 As、Cd、Cr、Hg 和 Pb 的分布缺乏明显的可识别模式。在南部，As 浓度略高，但全域 As 浓度相对较低。Cd 和 Pb 在北部浓度较高，在东部浓度较低。相反，Cr 在东部浓度较高，在西部和南部浓度较低。此外，Hg 在东部和南部浓度较高，在西部和北部浓度较低。

本研究利用 ArcGIS 10.8 中的反距离加权插值探讨青稞中 As、Cd、Cr、Hg 和 Pb 浓度的空间分布特征。总体而言，As、Cd、Cr 和 Pb 的空间分布格局具有相似性，南部为它们的低值区，但是 As 在中南部是高值区，Cd 在北部是高值区，Cr 在西部是高值区，Pb 几乎全域均为低值区。而 Hg 的浓度分布较为集中，除了中部小部分区域为高值区，研究区其他区域均为低值区。

6.2.3　洛隆县土壤—水系统中重金属的污染特征

（1）污染特征。

我们利用式（3-16）得到研究区土壤中 As、Cd、Cr、Hg 和 Pb 的 I_{geo}。I_{geo} 的计算利用了西藏地区的土壤背景值。研究区土壤 I_{geo} 平均值呈现如下趋势：Cd（0.82）> Pb（0.21）> Hg（−0.39）> As（−0.79）> Cr（−1.15）。总体而言，研究区内大部分土壤采样点均表现为安全状况。图 6-6 所示为研究区土壤中 TEs 的 I_{geo} 及修正污染程度，由图 6-6 a 可知，85% 以上采样点被归类为未受污染至中度污染水平（0 < I_{geo} < 2）。

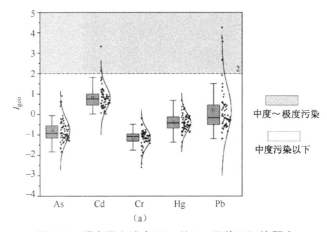

图 6-6　研究区土壤中 TEs 的 I_{geo} 及修正污染程度

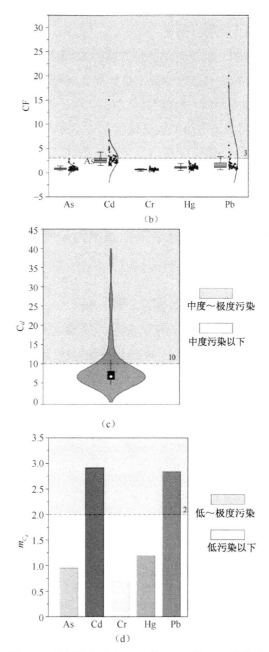

图 6-6　研究区土壤中 TEs 的 I_{geo} 及修正污染程度

（a）I_{geo}，（b）CF，（c）C_d，（d）m_{C_d}

利用式（3-17）可得 CF 值。CF 值显示，研究区土壤 As 低污染占比 68.97%，中度污染占比 31.3%。Cd 中度污染占比 74.14%，重度污染占比 22.41%，极度污染占比 3.45%。Cr 低污染占比 93.10%，中度污染占比 6.90%。Hg 低污染占比 34.48%，中度污染占比 65.52%。对于 Pb，17.24%的研究区显示低污染，68.97%为中度污染，6.90%为重度污染，6.90%为极度污染。

利用式（3-18）可得 C_d 值。总体而言，C_d 值表明，研究区土壤 6.90% 为低污染水平，75.86%为中度污染水平，6.90%为重度污染水平，10.34% 为极度污染水平。

由式（3-19）可得 m_{C_d} 值。研究区 5 种微量元素的污染程度排序为 Cd＞ Pb＞Hg＞As＞Cr。m_{C_d} 值表明，As（0.95）、Cr（0.70）和 Hg（1.20）的污染程度可忽略，而 Cd（2.91）和 Pb（2.83）为中度污染。

利用式（3-20）确定研究区内 As、Cd、Cr、Hg 和 Pb 的 BAF 值，结果如表 6-3 所示。5 种微量元素平均 BAF 值依次为：Hg（0.0782）＞Cd（0.0092）＞Cr（0.0029）＞As（0.0026）＞Pb（0.0012）。Hu 等人（2020）也报道，Pb 在中国土壤—植物系统中具有最低的生物毒性，与我们的研究结果一致。As、Cd、Cr、Hg、Pb 的 BAF 值均小于 1，说明研究区内青稞籽粒中没有明显的微量元素积累。

表 6-3 研究区内 As、Cd、Cr、Hg 和 Pb 的 BAF 值

乡镇	As	Cd	Cr	Hg	Pb
白达乡	0.0013	0.0083	0.0011	0.0132	0.0008
达龙乡	0.0019	0.0096	0.0018	0.0594	0.0002
俄西乡	0.0023	0.0099	0.0028	0.0548	0.0011
康沙镇	0.0030	0.0086	0.0021	0.1004	0.0016
腊久乡	0.0028	0.0092	0.0035	0.0380	0.0015
马利镇	0.0043	0.0128	0.0023	0.0196	0.0011

续表

乡镇	As	Cd	Cr	Hg	Pb
硕督镇	0.0025	0.0082	0.0057	0.2259	0.0014
新荣乡	0.0016	0.0129	0.0028	0.0448	0.0011
玉西乡	0.0040	0.0049	0.0018	0.0195	0.0015
中亦乡	0.0027	0.0084	0.0054	0.1083	0.0026
孜托镇	0.0021	0.0086	0.0030	0.1761	0.0009
洛隆县	0.0026	0.0092	0.0029	0.0782	0.0012

As、Cd、Cr、Hg 和 Pb 的 TEC 值分别为 9.79 mg/kg、0.99 mg/kg、43.4 mg/kg、0.18 mg/kg 和 35.8 mg/kg，PEC 值分别为 33 mg/kg、4.98 mg/kg、111 mg/kg、1.06 mg/kg 和 128 mg/kg（MacDonald et al.，2000）。如图 6-7 所示，将研究区土壤—水—粮系统中 As、Cd、Cr、Hg 和 Pb 的浓度与 TEC 和 PEC 进行比较，发现 As 在水和粮食中的浓度低于 TEC。然而，As 的浓度落在 TEC 和 PEC 之间（见图 6-7 a）。水、土壤和粮食中的 Cd 浓度均低于 TEC（见图 6-7 b）。水和粮食中的 Cr 浓度低于 TEC，而 90.91%的土壤 Cr 浓度在 TEC 和 PEC 范围内（见图 6-7 c）。土壤和粮食中的 Hg 浓度均低于 TEC，但 36.36%的水的 Hg 浓度高于 TEC（见图 6-7 d）。水和粮食中的 Pb 浓度保持在 TEC 以下。此外，90.91%的土壤 Pb 浓度落在 TEC 和 PEC 之间，而 9.09%的土壤 Pb 浓度超出了 PEC（见图 6-7 e）。

由式(3-21)可知，研究区总体生物毒性不常见。As（0.586）、Cr（0.487）和 Pb（0.645）的 mPEC-Q 值处于 0.1～1，为中等生物毒性水平。Cd（0.048）和 Hg（0.036）的 mPEC-Q 值均小于 0.1，表明生物毒性水平较低。As、Cd、Cr、Hg 和 Pb 的贡献率排序为：Pb（35.8%）>As（32.5%）>Cr（27%）>Cd（2.7%）>Hg（2%）。这表明研究区土壤—水—粮系统中微量元素污染存在潜在的生态和人类健康风险，特别是在 As、Cr 和 Pb 方面。

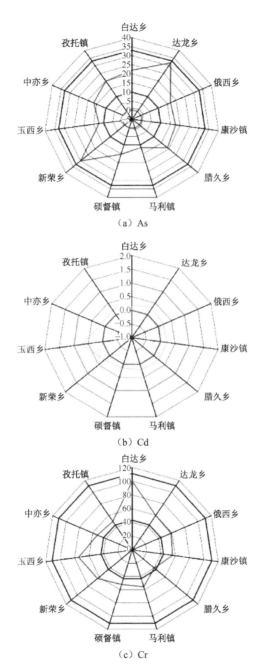

（a）As

（b）Cd

（c）Cr

图 6-7　研究区土壤—水—粮系统中 As、Cd、Cr、Hg 和 Pb 的浓度与
TEC 和 PEC 的比较

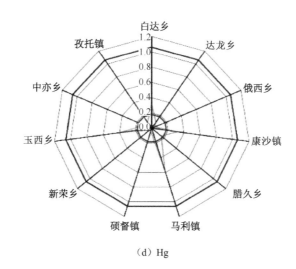

（d）Hg

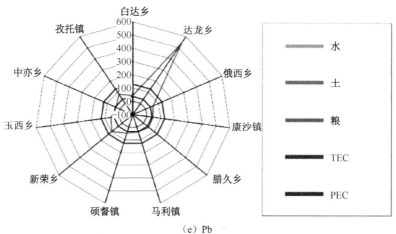

（e）Pb

图6-7　研究区土壤—水—粮系统中As、Cd、Cr、Hg和Pb的浓度与
TEC和PEC的比较（续）

（2）相关性分析。

土壤—水—粮系统中微量元素浓度分析表明，除个别土壤中 As、Cd
和 Pb 富集外，土壤质量较好。研究区水和青稞总体上适合饮用和食用。
此外，BAF 计算结果表明，研究区青稞不存在微量元素积累。

为了进一步了解土壤中微量元素浓度与青稞的关系，我们对匹配样品进行了相关性分析，结果如图 6-8 所示。

分析结果显示，土壤中 Cd 与青稞中 Cd 呈显著正相关（$r = 0.93$），青稞中 Cd 主要来源于土壤。这一发现与之前的研究结果一致（Yang et al.，2022）。土壤中 Pb 与青稞中 Pb 呈中等正相关（$r = 0.51$），表明不同的环境因素可能影响青稞中 Pb 的浓度。As（$r = 0.11$）和 Hg（$r = 0.08$）呈极弱的正相关关系，表明它们在青稞中的浓度与土壤中的浓度相对独立。相反，Cr 表现为中度负相关（$r = -0.44$），表明土壤中 Cr 的存在阻碍了青稞对 Cr 的吸收。先前的研究强调，由于 Cr 在农业土壤中的释放会影响作物对土壤中养分和矿物质的吸收，因此可能导致土壤肥力降低，最终导致作物减产（Fathabad et al.，2018）。

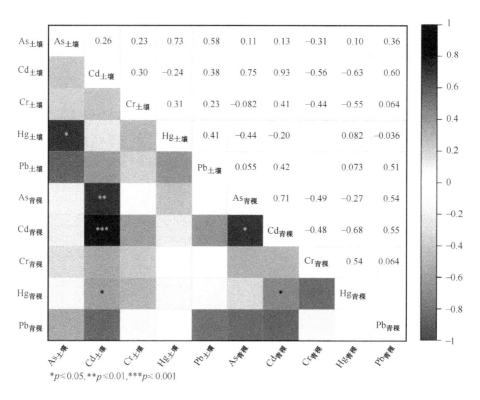

$*p \leqslant 0.05, **p \leqslant 0.01, ***p \leqslant 0.001$

图 6-8　土壤微量元素与青稞匹配样品的相关性分析

6.2.4 洛隆县土壤—水系统中重金属的生态风险评价

（1）生态风险评估。

为综合评价土壤—水系统中微量元素污染对研究区的生态影响，我们利用式（3-25）和式（3-26）在乡镇一级计算微量元素的潜在生态风险指数（PERI）和生态风险指数（RI）。表 6-4 列出了研究区 11 个乡镇的 PERI 和 RI 结果。RI 结果表明，As、Cr 和 Pb 在整个研究区保持在轻微的风险水平，但达龙乡 Pb 潜在生态风险较高。

表 6-4　研究区 11 个乡镇的 PERI 和 RI 结果

乡镇	PERI					RI
	As	Cd	Cr	Hg	Pb	
白达乡	12.092	72.157	2.612	69.997	7.585	164.443
达龙乡	17.795	114.469	1.561	54.122	93.228	281.175
俄西乡	9.740	69.369	1.539	60.708	9.921	151.278
康沙镇	9.259	81.027	1.472	38.407	7.390	137.555
腊久乡	10.713	88.315	1.053	44.566	8.269	152.917
马利镇	6.655	79.244	1.463	42.033	6.372	135.768
硕督镇	7.875	56.873	1.364	43.366	8.338	117.816
新荣乡	15.618	83.057	1.657	63.416	16.605	180.353
玉西乡	7.297	264.012	1.949	37.315	9.854	320.427
中亦乡	8.813	58.499	1.377	47.070	5.302	121.060
孜托镇	10.419	76.172	1.298	48.896	13.916	150.701

在白达乡、俄西乡、马利镇、硕督镇、中亦乡和孜托镇，Cd 的潜在生态风险中等；而在达龙乡、康沙镇、腊久乡和新荣乡，Cd 的潜在生态风险较高；玉西乡呈现高风险水平。除玉西乡和康沙镇外，在其余 9 个乡镇，

Hg 均处于中等风险水平。

Hg 和 Cd 是 RI 的主要贡献者。玉西乡的生态风险显著高于其他乡，其中 Cd 对生态的危害程度最高（约为 81.67%）。由 RI 的空间分布趋势分析发现，西部的俄西乡、中亦乡、硕督镇，中部的康沙镇，东北部的马利镇处于轻度风险状态；北部的新荣乡、达龙乡，东部的白达乡、腊久乡，西南部的孜托镇处于中等风险水平。相反，东部的玉西乡呈现出较高的风险水平。总体而言，北部和东部地区的生态风险高于南部和西部区域。

（2）生态风险的影响因素分析。

由生态风险评估结果分析可知，每个乡镇的 PERI 和 RI 强调了土壤作为研究区生态风险的主要媒介的重要作用。5 种微量元素的 PERI 占 RI 的 95% 以上。这一结果与 Xu 等人（2023a）的研究结果一致，进一步强调了土壤在有机质生物地球化学循环中的关键作用。与其他微量元素相比，Cd 被确定为 RI 的主要贡献者，其次是 Hg，正如 Fei 等人（2022a）所指出的，这主要归因于 Cd 和 Hg 较高的毒性反应因子。

研究区 DEM 和 RI 的空间分布显示，西部和南部 DEM 较高的地区生态风险相对较低。这一发现与 Danladi 等人（2017）的观察结果一致。他们的研究表明，DEM 值越高，生态风险越低。相反，东部和北部地区表现出较高的生态风险，高风险区位于班公—怒江缝合带和龙木—双湖—澜沧江缝合带的交汇处。Han 等人（2022）和 Peng 等人（2020）指出，该地区地质构造活动强烈，岩浆岩暴露明显，矿产资源分布广泛。正如卿成实（2015）所强调的，经过长时间的地质构造运动，微量元素已经从地质地层释放到地表环境中。此外，研究区主要活动为农业生产，大型工业企业数量有限。因此，地理、地质和生态环境是影响研究区土壤微量元素分布特征和生态风险的主要因素。

6.2.5 洛隆县土壤—水—粮系统中重金属的健康风险评价

（1）确定性风险评估。

图 6-9 所示为成人和儿童 5 种微量元素的 HQ 值和 CR 值。在每个乡镇，成人和儿童 As 的 HQ 值均超过 1，CR 值均超过 $1×10^{-4}$。相比之下，所有乡镇的成人和儿童 Cd 的 HQ 值都低于 1，Cd 的 CR 值略高于 $1×10^{-4}$。此外，所有乡镇的儿童 Cr 的 HQ 值都超过 1，而成人 Cr 的 HQ 值超过 1 的只有两个乡镇，儿童和成人 Cr 的 CR 值均超过 $1×10^{-4}$。对于儿童，Pb 的 HQ 值低于 1 的有两个乡镇，对于成人，Pb 的 HQ 值超过 1 的有 4 个乡镇，而整个研究区域，儿童和成人 Pb 的 CR 值处于 $1×10^{-6}$～$1×10^{-4}$。所有乡镇的儿童和成人 Hg 的 HQ 值都低于 1。

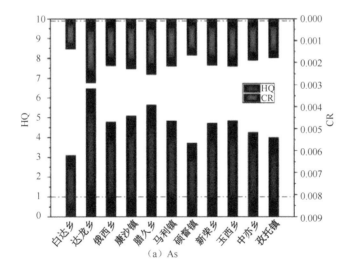

图 6-9　成人和儿童 5 种微量元素的 HQ 值和 CR 值

（a）～（e）儿童，（f）～（j）成人

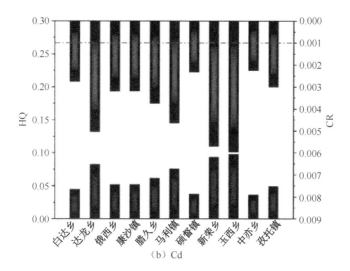

（b）Cd

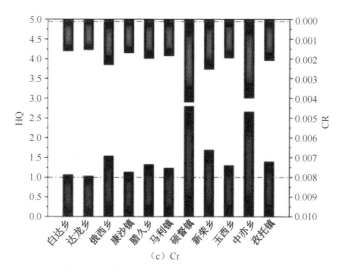

（c）Cr

图 6-9　成人和儿童 5 种微量元素的 HQ 值和 CR 值（续）

（a）～（e）儿童，（f）～（j）成人

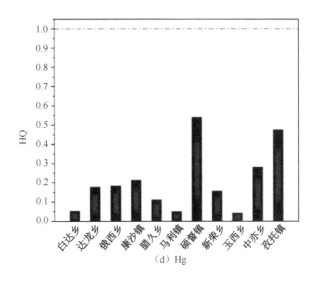

（d）Hg

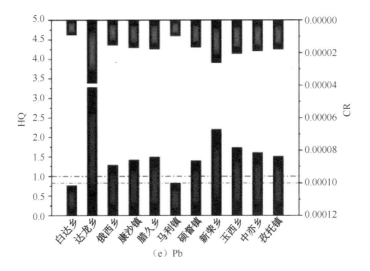

（e）Pb

图 6-9　成人和儿童 5 种微量元素的 HQ 值和 CR 值（续）

（a）～（e）儿童，（f）～（j）成人

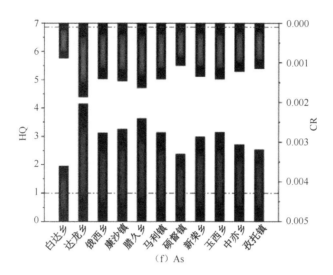

（f）As

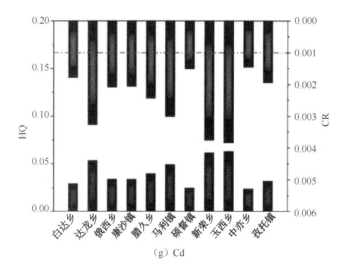

（g）Cd

图 6-9　成人和儿童 5 种微量元素的 HQ 值和 CR 值（续）

（a）～（e）儿童，（f）～（j）成人

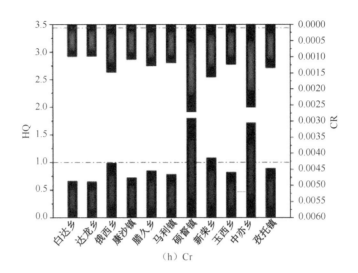

（h）Cr

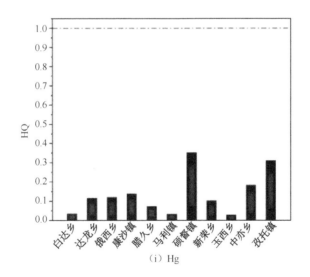

（i）Hg

图 6-9　成人和儿童 5 种微量元素的 HQ 值和 CR 值（续）

（a）～（e）儿童，（f）～（j）成人

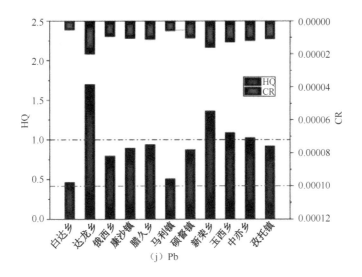

图 6-9　成人和儿童 5 种微量元素的 HQ 值和 CR 值（续）

（a）～（e）儿童，（f）～（j）成人

这些数据表明，在整个研究区域内，儿童和成人都暴露于 As 的非致癌和致癌风险中。所有乡镇的儿童均存在接触 Cr 的非致癌风险，而只有 27.27% 乡镇的成人存在接触 Cr 的非致癌风险。此外，所有乡镇的儿童和成人均存在接触 Cr 的致癌风险。81.82% 的乡镇儿童和 36.36% 的乡镇成人存在接触 Pb 的非致癌风险，而所有乡镇的两个年龄组，Pb 的致癌风险均处于可接受的范围内。所有乡镇的儿童和成人均不存在接触 Cd 和 Hg 的非致癌风险。尽管如此，在所有乡镇，接触 Cd 对成人和儿童都有致癌风险。

我们对各种来源的 ADD 的计算表明，ADD_g 占 ADD_{oral} 的 90% 以上，说明饮食摄入是导致儿童和成人潜在健康风险的主要因素（见表 6-5）。由图 6-10 可以看出，儿童的 HQ 值普遍高于成人，说明儿童对微量元素的易感性高。这一观察结果与 Cai 等人（2019b）的研究结果一致。先前的几项调查证实了 As 和 Cr 对人类构成重大致癌健康风险（Cai et al.，2021；Kazemi et al.，2022；Singhal et al.，2022）。在致癌风险评估中，Cr 占 TCR

的 48%，As 占 43%，进一步确认了 As 和 Cr 是研究区居民的主要致癌风险元素。

表 6-5　不同来源的 ADD 结果（单位：mg/kg/day）

ADD	年龄	As	Cd	Cr	Hg	Pb
ADD_s	成人	6.79×10^{-6}	8.54×10^{-8}	1.95×10^{-5}	1.05×10^{-8}	2.98×10^{-5}
	儿童	4.32×10^{-5}	5.44×10^{-7}	0.000124	6.68×10^{-8}	0.00019
ADD_w	成人	3.06×10^{-5}	1.59×10^{-7}	5.66×10^{-6}	2.91×10^{-7}	1.32×10^{-6}
	儿童	4.31×10^{-5}	2.24×10^{-7}	7.98×10^{-6}	4.10×10^{-7}	1.86×10^{-6}
ADD_g	成人	0.00081	3.60×10^{-5}	0.00317	5.40×10^{-5}	0.001243
	儿童	0.00124	5.51×10^{-5}	0.00485	8.27×10^{-5}	0.001901
ADD_{oral}	成人	0.000848	3.63×10^{-5}	0.003195	5.43×10^{-5}	0.001274
	儿童	0.001326	5.59×10^{-5}	0.004982	8.31×10^{-5}	0.002093

（2）不确定性风险评估。

本研究采用基于 MCS 的健康风险评价模型，对土壤—水—粮系统中微量元素的健康风险概率进行了评价。HQ 和 CR 的累积概率分布如图 6-10所示。

结果表明，97.74% 的儿童和 81.78% 的成人 As 暴露水平超过安全阈值（HQ > 1），而 99.45% 的儿童和 96.84% 的成人面临的致癌风险高于可接受水平（CR > 1×10^{-4}）。相反，100% 的儿童和成人 Cd 的 HQ < 1，98.80% 的儿童和 60.20% 的成人的 CR > 1×10^{-4}。对于 Cr，63.20% 的儿童和 21.85% 的成人的 HQ > 1，95.86% 的儿童和 95.70% 的成人的 CR > 1×10^{-4}。就 Hg 而言，只有 2.33% 的儿童和 2.24% 的成人的 HQ > 1，暴露于超过安全阈值的水平。就 Pb 而言，60.37% 的儿童和 17.10% 的成人的 HQ > 1，超过安全阈值，但 99.98% 的儿童和 99.99% 的成人的 CR < 1×10^{-4}。总体而言，儿童和成人在 HQ 和 CR 水平上表现出相似的趋势。然而，儿童的非致癌性和致癌性风险普遍高于成人。

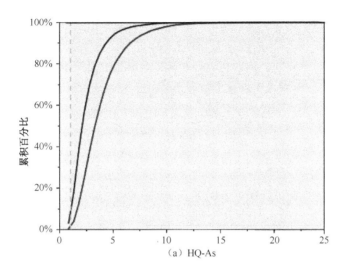

（a）HQ-As

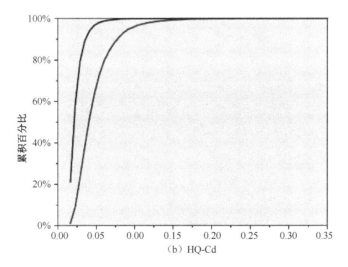

（b）HQ-Cd

图 6-10　HQ 和 CR 的累积概率分布

（a）～（e）为 HQ，（f）～（i）为 CR

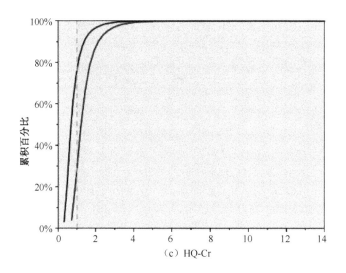

（c）HQ-Cr

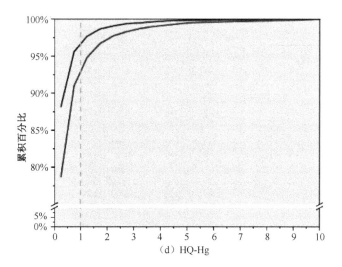

（d）HQ-Hg

图 6-10　HQ 和 CR 的累积概率分布（续）

（a）～（e）为 HQ，（f）～（i）为 CR

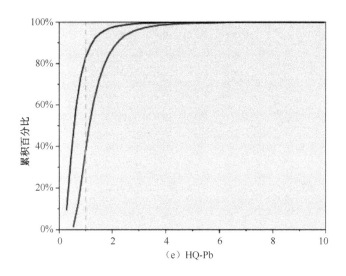

（e）HQ-Pb

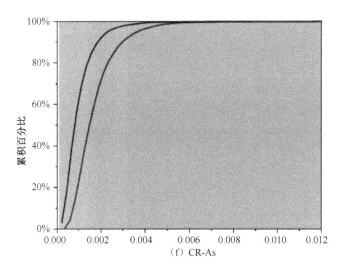

（f）CR-As

图 6-10　HQ 和 CR 的累积概率分布（续）

（a）～（e）为 HQ，（f）～（i）为 CR

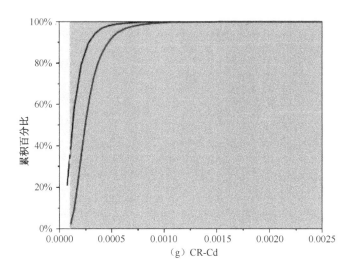

（g）CR-Cd

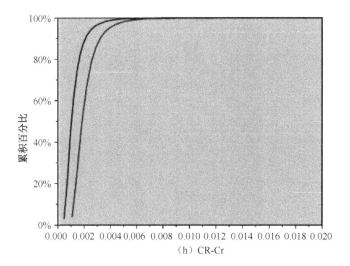

（h）CR-Cr

图 6-10　HQ 和 CR 的累积概率分布（续）

（a）～（e）为 HQ，（f）～（i）为 CR

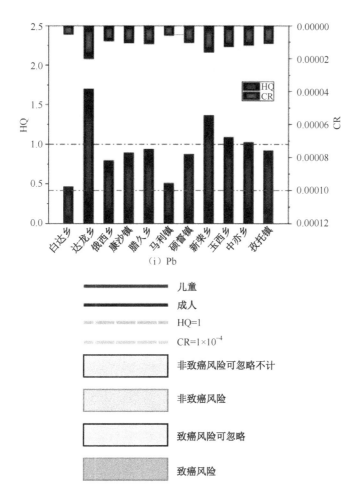

图 6-10　HQ 和 CR 的累积概率分布（续）

（a）～（e）为 HQ，（f）～（i）为 CR

对土壤—水—粮系统中微量元素对健康风险的敏感性分析表明，儿童对土壤—水—粮系统的敏感性高于成人（见图 6-11）。粮食中 As 的浓度是造成这种敏感性的主要因素，儿童占 90%，成人占 70% 以上（见附表 6-24）。这一发现强调了谷物中 As 的关键作用，是儿童面临健康风险的一个因素。El-

Ghiaty 等人（2023）进一步强调，目前 As 是导致儿童健康风险的主要因素，对全球不发达地区的儿童健康产生重大影响。此外，As 已被美国有毒物质和疾病登记处（ATSDR）列为 I 类致癌物，在优先物质名单中排名最高。

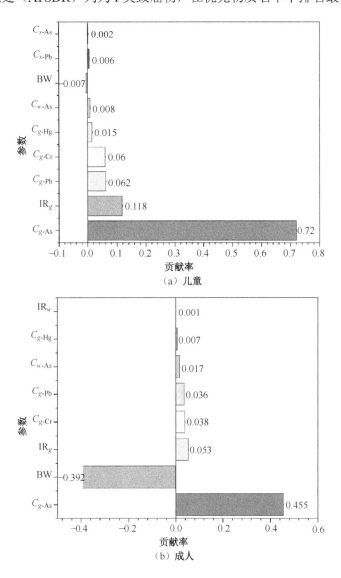

（a）儿童

（b）成人

图 6-11　儿童和成人非致癌风险（a、b）和致癌风险（c、d）关键参数敏感性分析

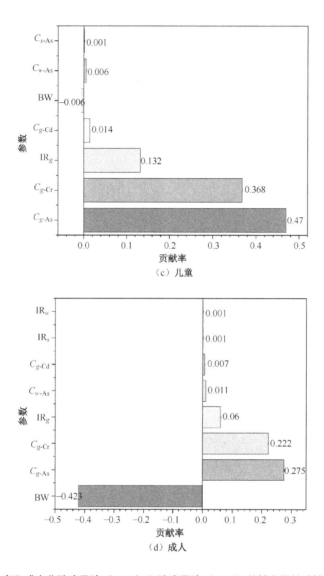

图 6-11　儿童和成人非致癌风险（a、b）和致癌风险（c、d）关键参数敏感性分析（续）

我们对关键参数进行敏感性分析时，主要评估体重（BW）、微量元素浓度（包括 C_s、C_w 和 C_g）和摄取率（包括 IR_s、IR_w 和 IR_g）等不确定变量对结果的影响。

关键参数的敏感性分析结果表明，健康风险评估模型对浓度和摄取率表现出正敏感性，其中浓度占模型敏感性的 60% 以上，而 BW 表现出负敏感性。此外，在儿童和成人之间的微量元素的非致癌性和致癌性风险评估中，这些参数的敏感性水平差异也很明显。与成人相比，儿童摄取率表现出更高的敏感性，而 BW 在成人中表现出与儿童相比更高的敏感性。

6.2.6　洛隆县土壤中重金属的来源解析

本研究使用 PMF 模型评估微量元素来源的具体贡献，在这项研究中，PMF 分析揭示了 3 个不同的因子。因子 1 的主要特征是 Hg 的贡献显著，占总贡献的 64.43%。因子 2 对 Cr 和 Cd 的贡献显著，分别为 50.48% 和 42.06%。因子 3 对 As 和 Pb 的贡献显著，分别为 63.34% 和 43.92%（见图 6-12）。

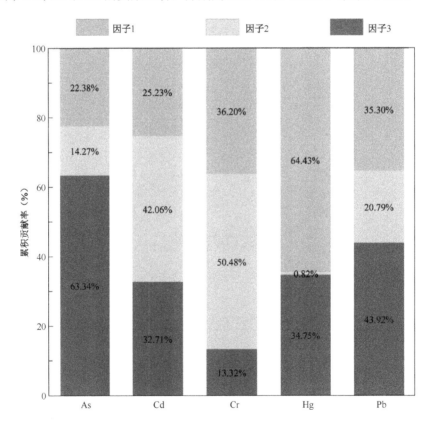

图 6-12　PMF 模型评估的微量元素的贡献率

　　PMF 模型识别的微量元素源因子分布如图 6-13 所示，因子 1 显示了 72.06%的 Hg 含量。前人的研究已经肯定了 Hg 作为农药和化肥成分的重要性，它在农业活动中容易挥发和迁移。此外，相关报告称，38%的 Hg 排

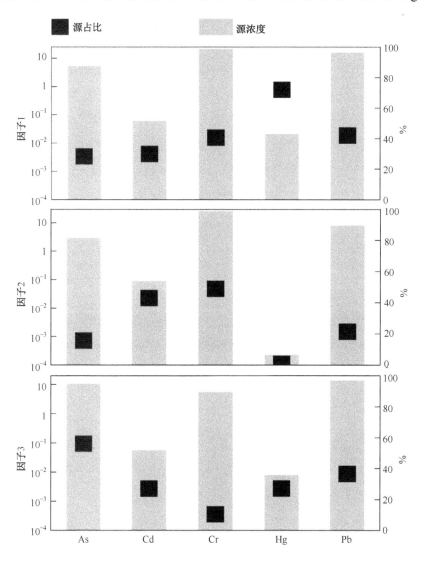

图 6-13　PMF 模型识别的微量元素源因子分布

放来自煤炭燃烧（Wang et al.，2020a）。大气沉降证明人类活动与土壤中
Hg 的积累密切相关（Yang et al.，2022）。考虑到研究区属于农业区，农业
活动中大量使用农药和化肥，导致土壤中 Hg 的积累。此外，在研究区的
农村地区，燃烧煤炭取暖将 Hg 释放到大气中，导致土壤中 Hg 含量因沉
积而升高。因此，因子 1 代表人为源。

因子 2 的主要特征是 Cr 的贡献为 48.92%，Cd 的贡献为 43.02%。研
究区大部分土壤样品的 Cr 浓度低于背景值，整个研究区变异系数（CV）
较低且分布均匀。已有研究表明，成土母质对 Cr 的积累有重要影响（Tan
et al.，2023）。Zhang 等人（2018a）认为 Cr 是通过地球化学风化过程从母
质中继承而来的。Cd 的存在表现出较高的地球化学背景值，表明污染严
重（Cd 的 I_{geo} 值很高）。相关研究表明，Cd 与石灰岩基质（母材和/或粗碎
片）存在关联（Savignan et al.，2021）。矿床中的 Cd 通过地表径流被淋滤
并输送到周围的土壤中，从而导致其浓度增加（Anaman et al.，2022）。研
究区受强烈的地质运动和板块构造作用，矿产资源相对丰富，这反过来又
导致了 Cr 和 Cd 的积累。因此，因子 2 代表了地质源。

因子 3 的主要特征是 As（56.04%）和 Pb（36.56%）的大量贡献。As
的浓度显著低于自然背景值的 68.97%，但其变异系数较高，表明环境活动
对 As 分布有实质性影响（Liu et al.，2018）。As 的来源具有多源性，包括
含 As 矿石的开采、运输和加工，导致其释放（Liang et al.，2023）。此外，
降水和大气沉降在 As 向土壤的运移中也起作用（Zhang et al.，2023）。As
在土壤中分布的空间变化受其在大气中迁移和沉积过程中的几个环境因
素的影响，包括年平均气温、年平均降水量、地貌类型和海拔（Wai et al.，
2016）。研究区土壤 Pb 浓度明显超过当地土壤背景值的 82.76%，表明污
染程度高，变异系数高。这表明地质因素可能不是影响土壤中 Pb 存在的
主要因素。Pb 排放主要来自化石燃料燃烧、矿产资源开采，以及车辆轮胎
和刹车片的磨损（Cheng et al.，2020）。此外，Pb 的积累受到降水和有机
质含量等环境因素的影响。土壤有机质含量显著影响土壤微量元素的滞留、

释放和生物有效性,土壤表层有机层是 Pb 的主要受体(Lasota et al.,2020)。综上所述,因子 3 可归为环境源。

6.3　西藏岗巴县重金属及面源污染影响因素分析

6.3.1　岗巴县土壤—水系统中重金属的统计特征

岗巴县各乡镇土壤和水体中微量元素浓度描述性统计结果如表 6-9 和表 6-10 所示。

表 6-9　岗巴县各乡镇土壤中微量元素浓度描述性统计结果（mg/kg）

乡镇	As	Cd	Cr	Ni	Pb
昌龙乡	33.73±10.36	0.062±0.042	46.68±27.67	18.52±13.26	34.90±4.06
岗巴镇	42.80±23.05	0.086±0.050	51.19±16.88	16.95±6.49	22.94±6.04
孔玛乡	28.49±9.10	0.084±0.017	71.65±16.14	39.88±7.74	34.55±8.96
龙中乡	29.32±16.42	0.107±0.031	84.73±24.07	45.62±11.98	31.05±9.69
直克乡	46.39±24.85	0.048±0.016	62.91±13.02	29.04±9.26	39.64±11.24
岗巴县	34.49±18.16	0.083±0.041	62.94±26.07	29.16±16.09	30.97±9.27
背景值	19.7	0.081	76.6	32.1	29.1
控制值	120	3	1000	—	700
筛查值	30	0.3	200	100	120

岗巴县土壤中微量元素的平均浓度特征如图 6-14 所示。As 在研究区所有乡镇的平均浓度略高于西藏土壤背景值,Cd 在岗巴镇、孔玛乡和龙中乡的平均浓度略高于西藏土壤背景值,Cr 在龙中乡的平均浓度略高于西藏土壤背景值,Ni 在孔玛乡和龙中乡的平均浓度略高于西藏土壤背景值,

Pb 在昌龙乡、孔玛乡和直克乡的平均浓度略高于西藏土壤背景值（中华人民共和国生态环境部，1990）。除 As 的平均浓度在昌龙乡、岗巴镇、直克乡高于筛查值之外，所有乡镇的 Cd、Cr、Ni 和 Pb 的平均浓度均低于筛查值（中华人民共和国国家市场监督管理总局，2018）。土壤中 5 种微量元素的平均浓度均低于控制值。总体来说，研究区土壤质量较好。

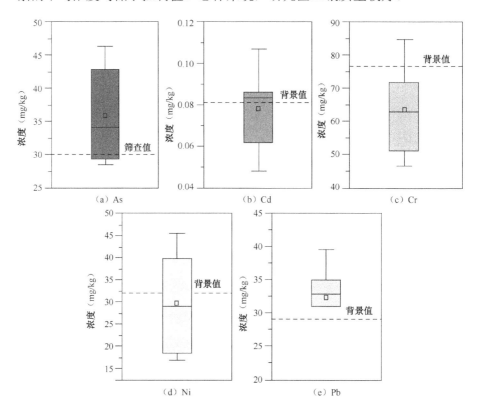

图 6-14　岗巴县土壤中微量元素的平均浓度特征

岗巴县水体中微量元素的平均浓度特征如图 6-15 所示。在昌龙乡、岗巴镇、孔玛乡、龙中乡和直克乡均存在 As、Cd、Cr、Ni 和 Pb 的平均浓度低于饮用水水质标准限值的现象。但是 As、Cr 的峰度偏度较高，且变异系数也较高，初步说明水体中 As、Cr 受到人为活动和环境因素的影响

（Kumar et al., 2021）。总体来说，研究区水体较稳定，水质较好，比较适宜饮用。

表 6-10　岗巴县各乡镇水体中微量元素浓度描述性统计结果（μg/L）

乡镇	As	Cd	Cr	Ni	Pb
昌龙乡	4.25±3.60	0.0010±0.0009	0.42±0.02	0.12±0.08	0.0054±0.0056
岗巴镇	0.80±0.68	0.0010±0.0007	0.19±0.16	0.20±0.36	0.0035±0.0017
孔玛乡	21.00±42.55	0.0006±0.0005	2.37±2.04	0.22±0.33	0.0082±0.0075
龙中乡	1.55±2.16	0.0015±0.0008	0.13±0.11	0.16±0.09	0.0118±0.0061
直克乡	6.81±10.24	0.0014±0.0008	0.14±0.06	0.17±0.10	0.0166±0.0085
岗巴县	4.70±14.85	0.0012±0.0008	0.38±0.09	0.17±0.21	0.0083±0.0071
标准值	10	5	50	20	10

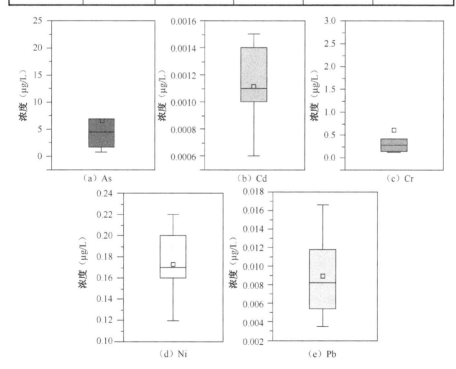

图 6-15　岗巴县水体中微量元素的平均浓度特征

6.3.2　岗巴县土壤—水系统中重金属的空间分布特征

在土壤中，As 和 Pb 的分布特征较为相似，西部的直克乡和西南部的昌龙乡，以及孔玛乡的北部为高值区。Cd 分布东南部为高值区（以龙中乡为主）。Cr 和 Ni 分布较为相似，以龙中乡为界，以北为高值区，以南为低值区。

在水体中，As 和 Cr 的空间分布格局为西南低、东北高。Cd 的分布趋势以直克乡和龙中乡为界，西北—东南为高值区，呈带状分布，其余地区为低值区。Pb 的分布以龙中乡为界，北部高、南部低。Ni 的分布为东北至西南为高值区，研究区北部（以直克乡和孔玛乡为主）和南部（以岗巴镇为主）是低值区。

6.3.3　岗巴县土壤—水系统中重金属的污染特征

根据式（3-25）和（3-26）可得岗巴县土壤—水系统中微量元素的生态风险结果。图 6-16 显示了土壤—水系统中微量元素潜在生态风险分类级别。Cr、Ni 和 Pb 的生态风险 100%处于轻风险水平。而 1.86%和 3.64%的 As 分别处于中风险和相对较强风险水平。21.8%的 Cd 处于中风险水平。说明研究区土壤—水系统中微量元素污染情况较轻。总体来看，研究区 RI 值处于 34.75~127.65，均低于 160，说明研究区总体生态风险低，微量元素污染轻，土壤质量较佳。RI 高值区主要集中在研究区西部至东南部，呈带状分布，其中龙中乡西部和岗巴镇西北部为主要 RI 高值区。

PERI 和 RI 强调了土壤作为研究区生态风险的主要媒介的重要作用。土壤中 5 种微量元素的 PERI 占 RI 的 90%以上。Xu et al.（2023）强调了土壤微量元素在生物地球化学循环中的关键作用。与其他微量元素相比，Cd 是 RI 的主要贡献者，占比 76.8%。导致这一结果的可能是 Cd 较高的毒性响应因子（Fei et al.，2022）。

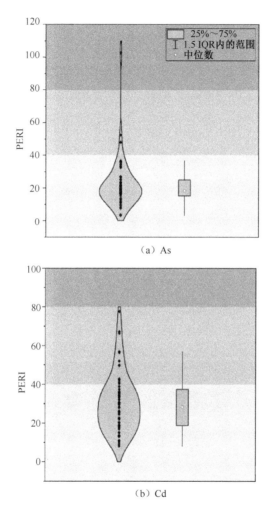

（a）As

（b）Cd

图 6-16　土壤—水系统中微量元素潜在生态风险分类级别

我们通过比较整个研究区 DEM 和 RI 的空间分布，发现 RI 的高值区主要为西部和东南部，而西部和东南部为 DEM 低值区。Danladi et al.（2017）表明，DEM 值越高，生态风险越低。岗巴县位于特提斯—喜马拉雅构造域的南部，地质构造活动强烈，微量元素从地质地层释放到表生环境中。此外，研究区西部至东南部是人均收入水平较高的地区，而且这个区域到河流和公路的距离较近，说明人类活动强度对生态风险也存在一定的影响。相关研究发现，土壤 pH 对土壤生态过程和功能有很大影响（Zhao et al.,2018）。研究区土壤 pH 的高值区与 RI 高值区相似，这一发现也佐证了前人的研究。因此，地理、地质、生态环境和人类活动共同作用影响研究区生态风险。

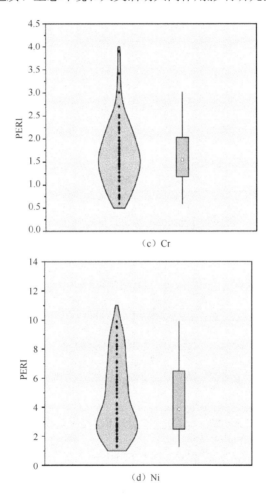

图 6-16　土壤—水系统中微量元素潜在生态风险分类级别（续）

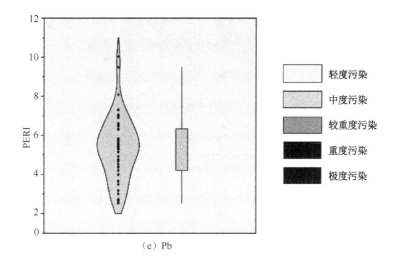

（e）Pb

图 6-16　土壤—水系统中微量元素潜在生态风险分类级别（续）

6.3.4　岗巴县土壤理化性质对重金属的影响

本研究利用 Canoco5.0 进行冗余分析（RDA），探究土壤微量元素与土壤理化性质之间的相关性。如图 6-17 所示，箭头越长解释量越大。土壤微量元素含量与理化因子箭头夹角（β）在 0°～90° 时，表示两个变量之间呈正相关；$\beta=90°$ 时，表示二者无相关关系；90°＜β＜180° 时，表示二者之间呈负相关关系。夹角越小相关性越大（Choi et al.，2022）。

RDA 理化性质分析结果显示，RDA 分析得到的第一轴和第二轴分别解释了总体变异的 77.71% 和 16.99%，总计 94.7%。TK、CEC、PH、OC、TP、TN 和 AP 分别表示土壤全钾含量、阳离子交换量、土壤 pH、有机碳、土壤全磷含量、土壤全氮含量和有效磷含量。

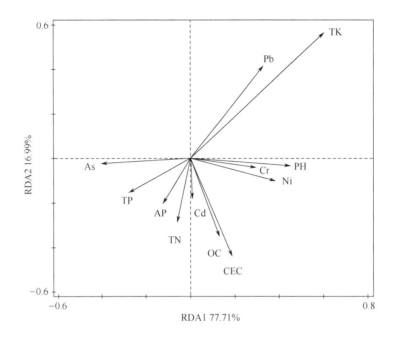

图 6-17　土壤微量元素与理化性质间冗余分析的二维排序

　　经冗余分析得出，土壤理化性质的解释量排序为 TK>CEC>PH>OC>TP>TN>AP。As 与 TP、AP、TN 呈正相关关系，与 OC、CEC、pH、TK 呈负相关关系；Cd 与 TN、OC、CEC 呈极正相关关系，与 TP、AP、PH 呈正相关关系，与 TK 呈负相关关系；Cr 与 pH 呈极正相关关系，与 TK、OC、CEC 呈正相关关系，与 AP、TP 呈负相关关系，与 TN 无相关关系；Ni 与 PH 呈极正相关关系，与 TK、OC、CEC 呈正相关关系，与 AP、TP 呈负相关关系，与 TN 无相关关系；Pb 与 TK 呈极强正相关关系，与 PH 呈正相关关系，与 OC、CEC、TN、AP、TP 呈负相关关系。

　　土壤理化性质直接影响微量元素的地球化学行为。研究区以农业种植为主，多施用含氮、磷、钾的化肥以增加土壤肥力，同时施用农药，从而达到粮食高产的目的。研究表明，As 的积累与化肥、农药的不合理使用密切相关（Wang et al.，2020）。但是面对水资源短缺和化肥农药的成本上升这一现状，农民使用未处理的污水来灌溉和施肥农田，更加导致了 As 的累积，从而造成土壤微量元素污染和农业面源污染。所以，As 主要与人类活动有关。

有研究显示，土壤 pH 直接影响微量元素的活性和流动性（Lei et al.，2023）。土壤有机质对成土母质中的微量元素有较强的络合和富集能力（Dai et al.，2019）。相关研究表明，Cr 和 Ni 是通过生物地球化学循环过程从成土母质风化中继承而来的，成土母质对土壤中 Cr 和 Ni 的积累有显著影响（Savignan et al.，2021；Tan et al.，2023；Zhang et al.，2018）。

Cd 与母材和粗碎片基质存在关联，而且矿床中的 Cd 通过地表径流被淋滤并输送至周围的土壤中，从而增加了其浓度（Anaman et al.，2022）。

研究区地质构造活跃，板块运动强烈，造成微量元素 Cd、Cr 和 Ni 的富集。因此，Cr、Cd 和 Ni 主要与自然活动有关。

沿着农田分布的道路是 Pb 积累的重要因素（Gong et al.，2023）。研究区为典型农业区，机动车辆、农业机械等排放含 Pb 的废气，废气的沉积造成土壤污染。此外，Pb 的积累受降水、有机质等环境因素的影响（Zeng et al.，2011）。因此，Pb 主要与农业活动和环境有关。

6.3.5　岗巴县土壤重金属空间分布的影响因素分析

基于文献综述及冗余分析的结果，自然、环境和人为因素是影响土壤微量元素浓度空间分布的 3 个方面，本研究选择了 DEM、年平均降水量、坡度、坡向、河流距离、年平均气温、植被类型、地貌类型 8 个自然因子，选择土壤全氮含量、土壤全磷含量、土壤全钾含量、土地利用类型、居民人均纯收入、道路距离 6 个人为因子，选择粉粒、沙粒、黏粒、pH、容重、阳离子交换量、有机碳、有机质、地质类型 9 个环境因子，探究影响土壤微量元素空间分异的因素，将 5 种微量元素的实测浓度分别作为目标属性

Y，23 个影响因子作为自变量 $X_1 \sim X_{23}$。

各因子的 q 值（解释力）如图 6-18 所示。不同因子对 As、Cd、Cr、Ni 和 Pb 的解释力存在一定差异。对于 As，$q > 0.1$ 的因子有：居民人均纯收入（0.316）>地质类型（0.136）>沙粒（0.127）>有机质（0.121）>年平均气温（0.116）>粉粒（0.107）>年平均降水量（0.104）。对于 Cd，$q > 0.1$ 的因子有：居民人均纯收入（0.655）>地貌类型（0.524）>年平均降水量（0.523）>道路距离（0.391）>地质类型（0.329）>年平均气温（0.283）>土地利用类型（0.227）>有机质（0.189）>土壤全磷含量（0.156）>沙粒（0.130）。对于 Cr，$q > 0.1$ 的因子有：居民人均纯收入（0.593）>地质类型（0.376）>地貌类型（0.277）>粉粒（0.193）>有机质（0.176）>沙粒（0.173）>年平均气温（0.123）>黏粒（0.110）>道路距离（0.108）>土地利用类型（0.106）。对于 Ni，$q > 0.1$ 的因子有：居民人均纯收入（0.640）>地质类型（0.468）>地貌类型（0.323）>有机质（0.232）>年平均气温（0.210）>粉粒（0.199）>植被类型（0.183）>沙粒（0.179）>年平均降水量（0.149）>黏粒（0.113）。对于 Pb，$q > 0.1$ 的因子有：居民人均纯收入（0.661）>年

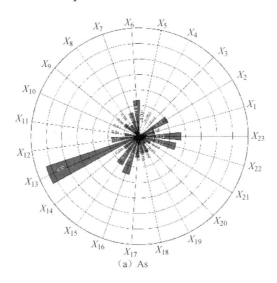

（a）As

图 6-18　各因子的 q 值

平均降水量（0.628）>地貌类型（0.591）>地质类型（0.457）>年平均气温
（0.423）>有机质（0.270）>植被类型（0.233）>土地利用类型（0.116）>
沙粒（0.115）>道路距离（0.114）>土壤全磷含量（0.112）> 土壤全氮含
量（0.102）> DEM（0.101）>黏粒（0.100）。

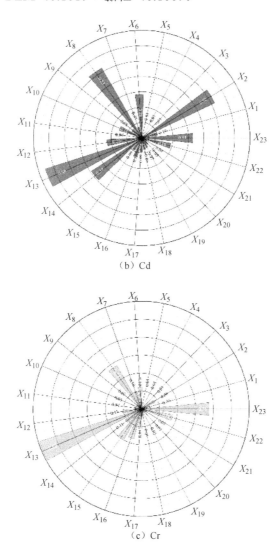

（b）Cd

（c）Cr

图 6-18　各因子的 q 值（续）

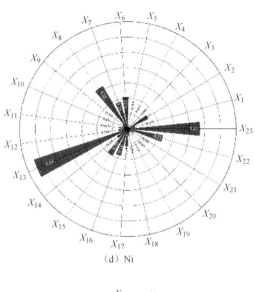

（d）Ni

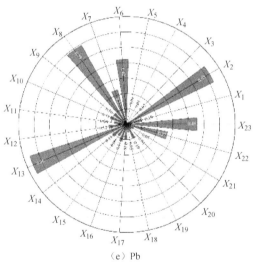

（e）Pb

图 6-18 各因子的 q 值（续）

　　每个因子对不同微量元素影响程度排序不同，揭示了不同微量元素变化机制的异质性（Wang et al.，2021）。总的来看，影响土壤微量元素空间分布的主要因素是农业活动，研究区有大面积的农田、果蔬和牧草。使用营养土、施肥、灌溉和施用农药等农业活动直接影响土壤理化性质，并伴随微量元素的引入（Qiao et al.，2019；Wang et al.，2023）。土壤理化性质的变化直接影响微量元素的活性和迁移转化（Liu et al.，2023）。RDA 分析也表明土壤理化性质是影响微量元素空间分布的重要指标。

有机质、地质类型和土壤质地（粉粒、沙粒、黏粒）作为环境因子对土壤微量元素的影响较大。土壤中的有机质能与微量元素形成络合物，影响微量元素的迁移转化，进而影响土壤微量元素的积累（Shi et al.，2022；Zeng et al.，2011）。居民人均纯收入作为人为因子对土壤微量元素的影响较大。居民人均纯收入在一定程度上反应了人类生产和生活活动的强度，居民人均纯收入越高的地方，人类活动越频繁，产生的生活垃圾及污水灌溉等都会导致微量元素的累积。地貌类型、年平均气温和年平均降水量作为自然因子对土壤微量元素的影响较大。相关研究表明，地势和地貌等是土壤微量元素分异的主要影响因素（Liu et al.，2013；Wen et al.，2023）。年平均降水量和年平均气温通过影响土壤水分进一步影响土壤微量元素的迁移，也关系到大气中微量元素的湿式沉降，从而在一定程度上影响土壤微量元素的分布（Tapia et al.，2022；Zhao et al.，2020）。

6.4 西藏隆子县居民膳食来源解析及微量元素健康风险评估

6.4.1 隆子县土壤—水—粮系统中微量元素的浓度特征

在研究区，食物、饮用水和土壤样品中 TEs 和 ETEs 的平均浓度如表 6-11 所示。根据《食品安全国家标准 食品中污染物限量》（中华人民共和国国家卫生健康委员会，2022），粮食、面粉和肉类样品均在标准范围内，但研究区蔬菜中 Pb 的浓度比标准值 0.1 mg/kg 高出 1.34 倍。青稞中 Pb、Ni、Mn、Fe、Zn 和 Cu 的平均浓度分别是青藏高原部分地区报道的 1.12 倍、3.62 倍、3.58 倍、2.12 倍、1.28 倍和 4.47 倍（车富红 等，2019；迟晓峰 等，2011）。肉类中 Hg 和 Cd 的平均浓度分别是青海省的 1.30 倍和 2.00 倍，Mn、Zn 和 Fe 的平均浓度远高于山南市（项洋 等，2021；朱青云 等，2021）。由此可见，除 Se 含量略低外，研究区食物中大部分 TEs 和 ETEs 含量均略高。

表 6-11　食物、饮用水和土壤样品中 TEs 和 ETEs 的平均浓度

微量元素		青稞 （mg/kg） *n*=60	面粉 （mg/kg） *n*=6	蔬菜 （mg/kg） *n*=8	肉类 （mg/kg） *n*=4	水 （μg/L） *n*=104	土壤 （mg/kg） *n*=73	大米 （mg/kg）
TEs	As	0.1071	0.0237	0.1999	0.0980	0.6869	39.2865	0.114
	Pb	0.1685	0.0563	0.1337	0.0750	0.0182	38.8490	0.100
	Hg	0.0012	0.0012	0.0036	0.0013	0.0438	0.0368	0.002
	Cd	0.0021	0.0036	0.0332	0.0020	0.0027	0.1232	0.080
	Ni	0.9049	0.1384	1.4062	0.6604	0.9538	47.7660	0.422
ETEs	Mn	4.1380	3.9252	4.3201	2.3570	0.4157	930.9054	7.700
	Fe	97.224	48.328	194.926	174.447	85.278	46259.030	18.200
	Cu	17.0677	22.0973	19.6668	1.2587	0.1790	27.5000	3.990
	Zn	24.933	25.162	25.420	190.200	1.737	98.795	21.500
	Se	0.0175	0.0092	0.0131	0.3948	0.4424	0.3771	0.088

饮用水中 TEs 和 ETEs 的平均浓度明显低于《生活饮用水卫生标准》规定的限值。多项研究对部分青藏高原地区饮用水中 TEs 和 ETEs 的平均浓度进行了比较：研究区 Hg 的平均浓度远高于藏北荣纳河的 8.26 倍（Luo et al.，2022）；研究区 As 和 Ni 的平均浓度略高于西藏的 1.72 倍和 1.64 倍（弋凯鸽 等，2021）；研究区 As、Zn 和 Fe 的平均浓度分别是青藏高原东

北部冰川融水径流的 2.97 倍、1.44 倍和 1.53 倍（Huang et al.，2009；李明月 等，2020）；研究区饮用水中 Zn 的平均浓度比洛隆县高 2.16 倍。这些数据表明，研究区饮用水中 TEs 和 ETEs 的浓度适宜，As、Hg、Mn、Ni、Zn 和 Fe 的浓度高于青藏高原部分地区。

西藏地区土壤样品中 As、Pb、Hg、Cd、Ni、Mn、Cu 和 Zn 的平均浓度分别为西藏土壤背景值的 199%、134%、153%、152%、149%、148%、126% 和 134%。对比《土壤环境质量　农用地土壤污染风险管控标准》（中华人民共和国国家市场监督管理总局，2018），研究区土壤样品中 Pb、Hg、Cd、Ni、Cu、Zn 的平均浓度均未超过筛查值。然而，As 的平均浓度为筛查值的 131%。土壤样品中 Pb、Zn 的平均浓度与青藏高原互助县相近，As 的平均浓度为互助县的 322%（Zhang et al.，2022）。这些数据表明，土壤样品中 As 的浓度明显偏高。

6.4.2　隆子县居民膳食来源解析

饮食摄入是人体摄取微量元素的重要途径（Rosinger，2023；Shostak，2023）。流行病学研究表明，与饮食有关的疾病与微量元素的生物地球化学循环之间存在联系。本研究通过评估不同来源中 ETEs 和 TEs 的摄入量，发现当地居民存在 As、Mn、Fe、Cu 和 Zn 的过量摄入。粮食和肉类是当地居民微量元素的主要膳食来源。

为了确定食物中这些元素的来源，我们在土壤和粮食的匹配样品中对这些元素进行了相关分析（见图 6-19）。结果表明，As、Pb、Hg、Mn、Fe、Cu、Se 在青稞和土壤中的浓度呈显著相关（r 分别为 0.840**、0.911**、0.577*、0.820**、0.640**、0.614**、0.573*）。以往的研究证实，粮食中的微量元素主要通过作物根系从土壤中吸收而来（Abatemi-Usman et al.，2023；Chen et al.，2023）。因此，当地食物中微量元素的富集主要来自土壤。

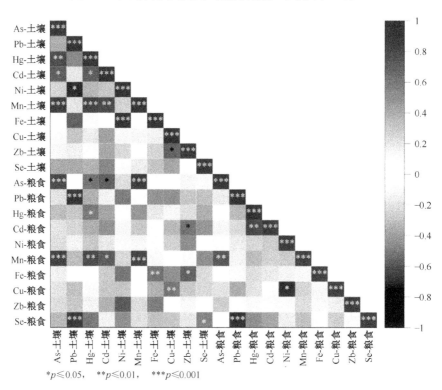

*$p \leqslant 0.05$， **$p \leqslant 0.01$， ***$p \leqslant 0.001$

图 6-19 隆子县土壤和粮食中 TEs 和 TEs 的相关分析

土壤主要通过地层风化和成土母质（表层岩石风化形成的松散碎屑）形成，地层是土壤中微量元素的主要来源。研究区东部处于亚欧板块与印度洋板块碰撞带，构造运动强烈，岩浆岩出露广泛（Liu et al.，2020）。这也导致一些来自较早地层和深部地幔的"重"元素（如 Cd、Cr、Pb、Zn、Cu 等）进入地表。

隆子县各地层 TEs 与藏南地壳 TEs 的关系如表 6-12 所示，研究区地层主要包括元古代、三叠纪、侏罗纪和白垩纪。我们将研究区地层中的 TEs浓度与藏南地壳进行对比，发现研究区各地层 TEs 浓度均高于藏南地壳。其中，元古代、三叠纪、侏罗纪和白垩纪的 As 含量分别是藏南地壳的 43.09

倍、12.41 倍、15.86 倍和 6.22 倍。我们前期的研究证实，研究区微量元素空间分异主要受地质源因子控制。因此，不同地质背景下，当地居民的 ADD$_{oral}$（口服摄入量）主要受 TEs 浓度的影响。地质背景中 TEs 的高浓度导致土壤中这些元素的高浓度，进而导致当地居民通过食物链和生物地球化学循环过量摄入这些元素。这也解释了这些元素在土壤中的空间分异。

表 6-12　隆子县各地层 TEs 与藏南地壳 TEs 的关系（mg/kg）

地层年代	As	Pb	Hg	Cd	Ni
元古代 541～635 Ma	68.51	47.555	0.027	0.067	22.356
元古代/藏南地壳	43.088	7.316	3.857	1.249	0.019
三叠纪 201～252 Ma	19.733	64.878	0.044	0.113	42.587
三叠纪/藏南地壳	12.41	9.981	6.335	2.088	0.036
侏罗纪 145～210 Ma	25.22	63.485	0.028	0.097	19.489
侏罗纪/藏南地壳	15.861	9.767	4.002	1.8	0.017
白垩纪 66～145 Ma	9.882	50.19	0.022	0.14	10.81
白垩纪/藏南地壳	6.215	7.722	3.092	2.597	0.009
藏南地壳元素丰度	1.59	6.5	0.007	0.054	1170
地层年代	Mn	Fe	Cu	Zn	Se
元古代 541～635 Ma	600.082	51494	16.093	96.913	0.252
元古代/藏南地壳	0.667	0.885	0.366	1.468	3.229
三叠纪 201～252 Ma	1237.424	45640	22.753	90.717	0.319
三叠纪/藏南地壳	1.375	0.784	0.517	1.374	4.088
侏罗纪 145～210 Ma	980.191	50811	5.728	93.098	0.106
侏罗纪/藏南地壳	1.089	0.873	0.13	1.411	1.359
白垩纪 66～145 Ma	1351.41	90970	1.03	133.4	0.016
白垩纪/藏南地壳	1.502	1.563	0.023	2.021	0.203
藏南地壳元素丰度	900	58200	44	66	0.078

由于自然地理环境的限制，在特提斯—喜马拉雅构造域，居民的食品结构相对均一（Liu et al., 2023）。我们通过对 TEs 和 ETEs 摄入来源的分析发现，Mn 和 Cu 主要来自当地青稞，Fe 主要来自当地谷物（青稞和面粉占 75%以上），Zn 主要来自当地牦牛肉。Ma 等人（2022）报道，像喷洒农药和过量施用化肥等农业活动，可以显著增加土壤中 Cu 的浓度。Duncan 等人（2023）得出结论，牲畜饲料中 Fe 和 Zn 的浓度普遍较高，饲料的过度使用也可能是当地肉制品中 Fe 和 Zn 浓度较高的原因。

因此，合理施肥和规划牲畜饲料的使用是减少和预防当地居民健康问题的有效措施。此外，通过食用多样化的外来食物和改善饮食结构（如增加蔬菜和水果的摄入量）来平衡微量元素的摄入，可以帮助当地居民降低过量摄入微量元素带来的健康风险。

6.4.3　隆子县经口暴露的微量元素摄入量评估

为进一步研究隆子县日常饮食中 TEs 和 ETEs 对当地居民健康的影响，我们采用式（3-27）计算研究区乡镇一级 TEs 和 ETEs 的 ADD_{oral}。TEs 中 As、Pb、Hg 和 Cd 的 ADD_{oral} 分布具有相似性，ADD_{oral} 高值区主要分布在研究区东部；Fe、Cu、Zn 和 Se 的 ADD_{oral} 高值区主要分布在研究区东部和北部。

此外，图 6-20 显示了 TEs 和 ETEs 不同摄入来源比例，TEs 和 ETEs 的 ADD_g、ADD_f、ADD_v 和 ADD_m 占 ADD_{oral} 的 90%以上。ADD_g、ADD_f、ADD_v 和 ADD_m 分别表示青稞、面粉、蔬菜和肉类的摄入量。Mn 和 Cu 主要来自当地青稞（超过 60%），Fe 主要来自当地谷物（青稞和

面粉占 75%以上），Zn 主要来自当地牦牛肉（超过 60%）。由图 6-20 可以直观地看出日常膳食特别是粮食（青稞）和肉类，是当地居民的主要饮食来源。

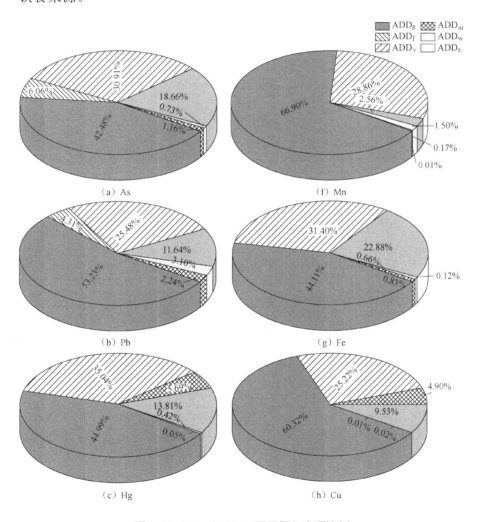

图 6-20　TEs 和 ETEs 不同摄入来源比例

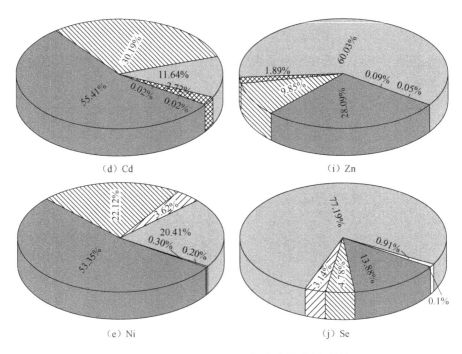

（d）Cd   （i）Zn

（e）Ni   （j）Se

图 6-20 　TEs 和 ETEs 不同摄入来源比例（续）

ADD$_{oral}$ 与 RfD 的关系箱线图如图 6-21 所示。As 的 ADD$_{oral}$ 值为 0.003～0.005 mg/kg/day，所有乡镇的 ADD$_{oral}$ 值均超过了 RfD$_e$ 值，说明研究区所有乡镇的居民都存在 As 过量摄入的现象（见图 6-21 a）。Hg 和 Cd 的 ADD$_{oral}$ 值分别为 $5.10×10^{-5}$～$9.17×10^{-5}$ mg/kg/day 和 $4.45×10^{-4}$～$5.47×10^{-4}$ mg/kg/day，Hg 和 Cd 的 ADD$_{oral}$ 值均低于 RfD$_e$ 值，说明当地居民对 Hg 和 Cd 的摄入量是适宜的（见图 6-21 c 和图 6-21 d）。Pb 和 Ni 的 ADD$_{oral}$ 值分别为 0.003～0.011 mg/kg/day 和 0.017～0.044 mg/kg/day，其中 4 个乡镇 Pb 和 Ni 的 ADD$_{oral}$ 值高于 RfD$_e$ 值（见图 6-21 b 和图 6-21 e）。Mn 和 Zn 的 ADD$_{oral}$ 值分别为 0.556～1.078 mg/kg/day 和 1.907～3.260 mg/kg/day，Mn 和 Zn 的 ADD$_{oral}$ 值都超过了 RfD$_e$ 值，表明居民 Mn 和 Zn 摄入过量（见图 6-21 f 和图 6-21 i）。Fe 的 ADD$_{oral}$ 值为 3.526～10.857 mg/kg/day，是 RfD$_e$ 值的 5.090～15.660 倍，这表明所有乡镇的居民 Fe 的经口摄入量存在过量现象（见图 6-21 g）。斗玉乡和三安曲林乡 Cu 的 ADD$_{oral}$ 值分别为 0.115 mg/kg/day 和 0.175 mg/kg/day，高于其他 9 个乡镇的 RfD$_e$ 值，这一

结果表明，隆子县大部分区域的居民经口摄入过量的 Cu（见图 6-21 h）。Se 的 ADD_{oral} 值为 0.003～0.005 mg/kg/day，高于 RfD_i 值，低于 RfD_e 值，说明研究区居民的 Se 口服摄入量是适宜的（见图 6-21 j）。

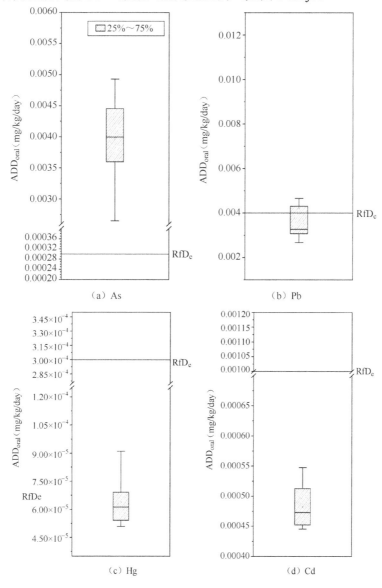

图 6-21　ADD_{oral} 与 RfD 的关系箱线图

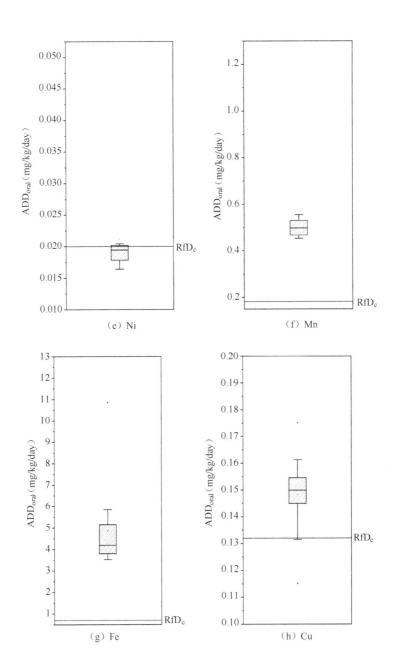

图 6-21 ADDoral 与 RfD 的关系箱线图（续）

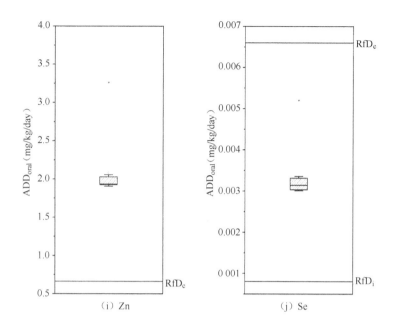

图 6-21　ADD$_{oral}$ 与 RfD 的关系箱线图（续）

6.4.4　隆子县土壤—水—粮系统中微量元素的健康风险评估

各乡镇 TEs 和 ETEs 的 HQ 值用以评估研究区居民的非致癌风险（见表 6-13）。此外，As、Pb、Cd 和 Ni 的 CR 值用以评估研究区居民的致癌风险（见表 6-14）。

各乡镇 TEs 和 ETEs 的 HQ 值和 CR 值的柱状图如图 6-22 所示，其中，HQ$_e$ 表示微量元素摄入过量导致的非致癌健康风险，HQ$_i$ 表示微量元素摄入不足导致的非致癌健康风险。As 的 HQ$_e$ 值均显著大于 1，As 的 CR 值均大于 $1×10^{-4}$。对于 Pb，雪沙乡的 HQ$_e$ 值为 2.84，其余 10 个乡镇的 HQ$_e$ 值均略高于或低于 1，CR 值均处于 $1×10^{-6}$～$1×10^{-4}$。Cd 的 HQ$_e$ 值均小于

1，Cd 的 CR 值均小于 $1×10^{-4}$。Ni 的 HQ_e 值为 2.22，其他 10 个乡镇均略高于或低于 1，而 Ni 的 CR 值处于 $1×10^{-6}～1×10^{-4}$。Hg 的 HQ_e 值均小于 1。Mn、Fe、Zn 的 HQ_e 值均大于 1。9 个乡镇 Cu 的 HQ_e 值均大于 1。Se 的 HQ_i 值和 HQ_e 值均小于 1。

这些数据表明，隆子县所有乡镇都存在过量摄入 As、Mn、Fe 和 Zn 的非致癌风险。36.36% 的区域存在 Pb 和 Ni 过量摄入的非致癌风险，81.82% 的区域存在 Cu 过量摄入的非致癌风险。隆子县各乡镇 Hg、Cd 和 Se 均无非致癌风险。然而，As 对整个研究区的居民均存在致癌风险，而 Pb、Hg 和 Ni 的致癌风险均在可接受范围内。

表 6-13　各乡镇 TEs 和 ETEs 的 HQ 值

乡镇	HQ（微量元素摄入过量导致的非致癌健康风险）				
	As	Pb	Hg	Cd	Ni
斗玉乡	8.838	0.809	0.306	0.547	0.893
加玉乡	11.998	0.669	0.175	0.473	0.972
列麦乡	14.441	0.769	0.19	0.449	0.957
隆子镇	14.191	0.76	0.192	0.462	2.222
热容乡	16.431	0.813	0.18	0.445	1.021
日当镇	13.324	0.816	0.219	0.456	0.973
三安曲林乡	11.049	0.847	0.231	0.488	1.008
雪沙乡	14.85	2.839	0.17	0.452	0.958
玉麦乡	12.597	1.076	0.263	0.513	0.823
扎日乡	15.948	1.164	0.212	0.499	0.823
准巴镇	12.202	1.034	0.205	0.518	1.006

续表

乡镇	Mn		Fe		Cu		Zn		Se	
	HQ$_e$	HQ$_i$	HQ$_e$	HQ$_i$	HQ$_e$	HQ$_i$	HQ$_e$	HQ$_i$	HQ$_e$	HQ$_i$
斗玉乡	3.063	0.134	5.088	0.042	0.873	0.086	2.958	0.07	0.473	0.256
加玉乡	2.724	0.15	5.6	0.038	1.097	0.068	2.894	0.071	0.456	0.266
列麦乡	2.534	0.162	6.212	0.034	1.107	0.068	2.918	0.071	0.463	0.262
隆子镇	2.816	0.145	5.915	0.036	1.222	0.061	2.889	0.071	0.502	0.241
热容乡	2.646	0.155	7.308	0.029	1.121	0.067	2.929	0.07	0.509	0.238
日当镇	2.572	0.159	5.355	0.04	1.171	0.064	2.938	0.07	0.485	0.25
三安曲林乡	5.942	0.069	15.665	0.014	1.327	0.057	4.939	0.042	0.788	0.154
雪沙乡	2.492	0.164	7.538	0.028	1.17	0.064	3.074	0.067	0.502	0.241
玉麦乡	2.747	0.149	6.046	0.035	1.136	0.066	2.93	0.07	0.477	0.254
扎日乡	2.741	0.149	6.039	0.035	1.136	0.066	2.93	0.07	0.459	0.264
准巴镇	2.92	0.14	8.44	0.025	0.995	0.075	3.115	0.066	0.46	0.264

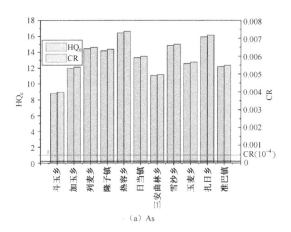

（a）As

图 6-22　各乡镇 TEs 和 ETEs 的 HQ 值和 CR 值的柱状图

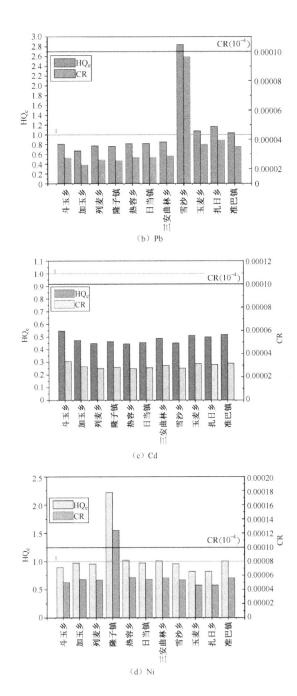

图 6-22　各乡镇 TEs 和 ETEs 的 HQ 值和 CR 值的柱状图（续）

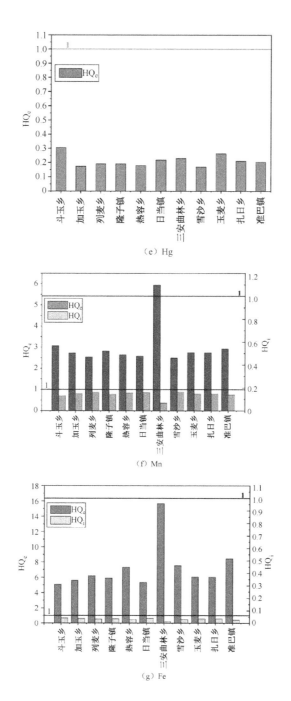

（e）Hg

（f）Mn

（g）Fe

图 6-22　各乡镇 TEs 和 ETEs 的 HQ 值和 CR 值的柱状图（续）

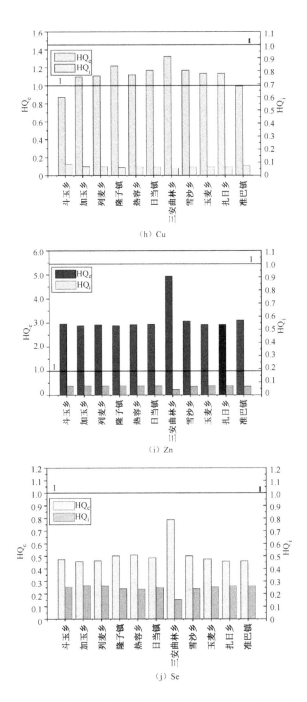

图 6-22　各乡镇 TEs 和 ETEs 的 HQ 值和 CR 值的柱状图（续）

表 6-14　As、Pb、Cd 和 Ni 的 CR 值

乡镇	As	Pb	Cd	Ni
斗玉乡	3.98×10^{-3}	2.75×10^{-5}	3.34×10^{-5}	5.01×10^{-5}
加玉乡	5.40×10^{-3}	2.27×10^{-5}	2.89×10^{-5}	5.44×10^{-5}
列麦乡	6.50×10^{-3}	2.62×10^{-5}	2.74×10^{-5}	5.36×10^{-5}
隆子镇	6.39×10^{-3}	2.58×10^{-5}	2.82×10^{-5}	1.24×10^{-4}
热容乡	7.39×10^{-3}	2.76×10^{-5}	2.72×10^{-5}	5.72×10^{-5}
日当镇	6.00×10^{-3}	2.78×10^{-5}	2.78×10^{-5}	5.45×10^{-5}
三安曲林乡	4.97×10^{-3}	2.88×10^{-5}	2.98×10^{-5}	5.65×10^{-5}
雪沙乡	6.68×10^{-3}	9.65×10^{-5}	2.76×10^{-5}	5.36×10^{-5}
玉麦乡	5.67×10^{-3}	3.66×10^{-5}	3.13×10^{-5}	4.61×10^{-5}
扎日乡	7.18×10^{-3}	3.96×10^{-5}	3.05×10^{-5}	4.61×10^{-5}
准巴镇	5.49×10^{-3}	3.51×10^{-5}	3.16×10^{-5}	5.63×10^{-5}

因此，隆子县居民在日常饮食中应减少含高浓度 As、Mn、Fe、Cu 和 Zn 的食物，合理调节膳食结构，控制因过量摄入 TEs 和 ETEs 而引起的健康风险。

6.5　西藏洛隆县土壤中重金属来源分析及分布预测

6.5.1　洛隆县土壤中重金属的统计特征

洛隆县土壤中微量元素的描述性统计如表 6-15 所示。重金属 As、Cd、Cr、Hg 和 Pb 的浓度分别是西藏土壤背景值（西藏土壤背景值：As 为 19.7 mg/kg、Cd 为 0.081 mg/kg、Cr 为 76.6 mg/kg、Hg 为 0.024 mg/kg

和 Pb 为 29.1 mg/kg）的 0.95 倍、2.91 倍、0.70 倍、1.20 倍和 2.83 倍。这表明研究区土壤中存在 Cd、Hg 和 Pb 元素的积累。

表 6-15　洛隆县土壤中微量元素的描述性统计

n=58	最小值 (mg/kg)	最大值 (mg/kg)	平均值 (mg/kg)	标准差 (mg/kg)	变异系数	筛查值 (mg/kg)	控制值 (mg/kg)	背景值 (mg/kg)
As	8.31	55.21	18.77	9.46	0.50	30	120	19.7
Cd	0.12	1.22	0.24	0.15	0.64	0.3	3	0.081
Cr	19.00	103.50	53.84	14.72	0.27	200	1000	76.6
Hg	0.01	0.06	0.03	0.01	0.31	2.4	4	0.024
Pb	19.12	832.83	82.45	140.51	1.70	120	700	29.1

与全国土壤（A 层）背景值相比，研究区 As、Cd、Cr、Hg 和 Pb 的平均浓度分别是全国土壤（A 层）背景值的 1.68 倍、2.98 倍、0.88 倍、0.44 倍和 3.17 倍，这表明洛隆县土壤中 As、Cd 和 Pb 浓度较高。As、Cd 和 Pb 超标比例分别为 8.62%、10.34%、10.34%，土壤污染问题严重。As、Cd、Cr、Hg 和 Pb 的变异系数（CV）分别为 0.5、0.64、0.27、0.31 和 1.70。高 CV 值与人类活动有关（Zhao et al., 2022）。然而，Cd 和 Pb 在研究区被发现具有异常高的 CV 值，这与先前的 CV 值与人类活动相关的研究结果一致。

6.5.2　洛隆县土壤中重金属的污染特征

Kou 等人（2022）认为，土壤污染评价不应依赖单一指标，而应依赖多个指标，以便全面了解和比较污染结果。从附表 6-25、6-26 和图 6-23 可以看出，土壤中重金属 As、Cd、Cr、Hg 和 Pb 的 PI 值分别为 0.28~1.84、0.41~4.06、0.10~0.52、0.01~0.02 和 0.16~6.94，平均值依次为 Cd（0.79）>

Pb（0.69）＞As（0.63）＞Cr（0.27）＞Hg（0.01）。Cd 和 Pb 的污染程度较高。相比之下，NPI 显示 75.86%的样品未受污染，6.90%的样品处于警告阈值，10.34%的样品受到低污染，1.72%的样品受到中度污染，5.17%的样品受到严重污染。

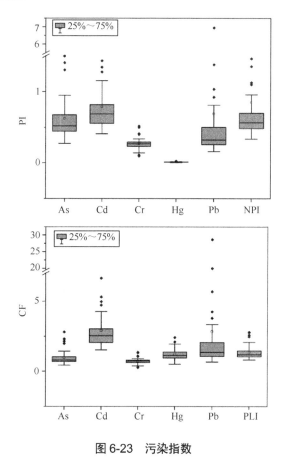

图 6-23　污染指数

As、Cd、Cr、Hg、Pb 的 CF 值分别为 0.42～2.80、1.52～15.03、0.25～1.35、0.50～2.41、0.66～28.62，平均值依次为 Cr（0.70）＜As（0.95）＜Hg（1.20）＜Pb（1.83）＜Cd（2.91）。Cd、Pb、Hg 为中度污染，As、Cr 为轻度污染。PLI 值显示 74.14%为低污染。利用上述污染指标对土壤中重金属

进行评价，发现 PI 和 CF 的结果基本一致。两种方法均表明 Cd 和 Pb 污染较重。然而，CF 指标表明汞的污染水平为中等。

6.5.3 洛隆县土壤中重金属的来源解析

6.5.3.1 各因子对土壤中重金属空间分布的影响

我们研究了各因子对土壤中重金属空间分布的影响，结果如附表 6-27 至 6-29 和图 6-24 所示。在人为源因子中，居民人均纯收入显著影响土壤中 5 种潜在有害元素的空间分布（$p < 0.01$，$q > 0.20$）。此外，邻近矿区对 Cr 浓度的空间分布有显著影响，对 Cd 和 Pb 浓度的空间分布也有明显影响。洛隆县矿山众多，在矿石提取和加工过程中，伴生尾矿中的重金属污染了大气、河流和表土。Zhang 等人（2023）发现矿区附近部分土壤中铅浓度过高，主要是人为因素造成的，铅主要来自交通运输源和采矿源。一些废矿石和尾矿坡中的硫化物受到氧化和沉淀浸出的影响，导致 Cd 和 Cr 的迁移和释放（Akoto et al.，2023）。随后，这些污染物被转移到农田和河流中，导致土壤中重金属的富集（Wang et al.，2019）。土壤中重金属含量随与公路距离的增加而迅速下降。重金属在靠近道路的土壤中积累较多，主要是由交通排放引起的（Nabulo et al.，2006）。值得注意的是，土壤全钾含量作为施肥强度和农业活动的指标，影响了 Cr 的分布（$p < 0.05$，$q > 0.10$），这与现有文献一致（Huang et al.，2019）。相反，土壤全氮含量（$q = 0.013$）、土壤全磷含量（$q = 0.01$）和土地利用类型（$q = 0.016$）无显著影响。

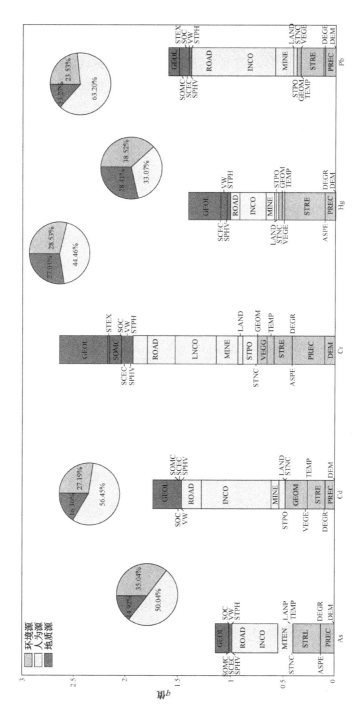

图 6-24　土壤中重金属浓度空间分布驱动因子的解释力（q 值）

在地质源方面，地质类型对 Cr、Hg 和 Cd 的空间分布影响显著，q 值分别为 0.474、0.305 和 0.224。地层和土壤母质的风化过程是土壤中重金属的重要来源（Huang et al.，2019）。土壤有机质含量显著影响 Cr 的空间分布，重金属进入土壤后往往与土壤中的有机矿物质形成桥梁。这种化合物的形成可以增加土壤中有机微粒的稳定性，使它们不太可能被植物吸收或被水流冲走，从而减少对生物和环境的潜在危害（Lasota et al.，2020）。土壤有机质倾向于通过桥接络合物与土壤有机矿物层形成新的络合物，使土壤有机质成为重金属保持的关键因素。相反，土壤 pH、容重、阳离子交换量、有机碳含量和土壤质地等对土壤中 5 种重金属成分的空间分布没有显著影响。

在环境源方面，年平均降水量对土壤中 As、Cd、Cr 和 Pb 的空间分布影响显著（$p < 0.01$，$q > 0.20$）。降水通过调节水分和促进大气中的湿沉降，在土壤重金属运移中起着至关重要的作用，因此，在一定程度上影响重金属在土壤中的分布（Gu et al.，2020）。此外，海拔和地貌分别显著影响 Cr 和 Cd 的空间分布，通过重新分配地表热液条件和改变土壤的物理化学行为，某些地形因素经常成为影响土壤中重金属分布的关键决定因素（Wu et al.，2021）。

综上所述，As 和 Pb 主要受人为源影响，环境源也有一定影响。Cd 和 Cr 主要受地质源和人为源的影响，环境源的影响较小。同时，Hg 的形成以环境因素为主，人为因素和地质因素为辅。

6.5.3.2　各因子对重金属空间分布的交互影响

交互作用探测器的结果显示，与单个因子相比，多个因子的相互作用效应显著增强（$\alpha < 0.05$）。值得注意的是，这种相互作用证明了每种重金属浓度水平的最高解释力。图 6-25 描述了各因子对土壤重金属空间分布的交互影响。结果显示，人为源因子比地质源因子和环境源因子的影响更

大。其中，环境源因子对 As 和 Cr 均表现出明显的非线性增强效应，且与河流距离和矿山距离的交互作用分别超过 As 和 Pb 元素的 q 值（分别为 0.4978 和 0.601）。以往的研究一致表明，人为因素和环境因素的结合使污染风险增加，并导致更严重的高风险区出现（Huang et al.，2021；Jiang et al.，2020）。双重人为源因子对 Cr 表现出明显的非线性增强效应，通过交互作用，居民人均纯收入和道路距离成为影响最大的因子，解释力为 0.7599。研究发现，居民人均纯收入和道路距离是土壤中重金属浓度的人为决定因素。路边土壤中重金属受交通排放、轮胎磨损等影响（Liang et al.，2023a）。同样，地质源因子对 Cr 具有显著的非线性增强效应。前人研究表明，Cr 在地质历史时期主要受地质构造运动的影响，在较短的时间尺度上主要受人为源因子的驱动（Lv et al.，2013）。相互作用后，地质源因子的解释力最高，表明人为源因子和地质源因子的相互作用导致土壤中重金属空间分布的重构和高风险带的出现（Lucchini et al.，2022；Wang et al.，2021）。

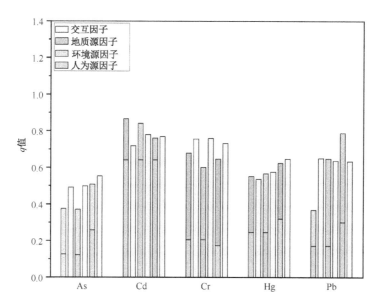

图 6-25　各因子对土壤中重金属空间分布的交互影响

在选择的前 3 对因子的相互作用中，影响 Cd 和 Pb 的因子呈双变量增强，其中人为源因子与地质源因子相互作用和双重人为源因子相互作用是主要驱动因子。居民人均纯收入与地质类型的交互作用大于单一因子的影响，其解释力为 0.7188。值得注意的是，工业活动强度主要受居民人均纯收入的影响，矿山距离、道路距离和地质因素与居民人均纯收入的结合对土壤中重金属的积累有明显的影响（Zhang et al.，2021）。研究还发现，居民人均纯收入对道路距离和矿山距离的交互效应分别为 0.6332 和 0.6364。以往的研究发现，汽车尾气排放等工业活动对 Pb 分布有显著影响（Zhang et al.，2021）。因此，人为源因子间的相互作用在 Pb 富集过程中起着重要作用。

6.5.3.3 主要驱动因素影响的主要类型或范围

风险探测器解释了每个因子中不同类别、不同区域之间的差异，结果如图 6-26 和附表 6-31 至 6-52 所示。在图 6-26 的柱状图中，白色文字表示重金属含量，黑色文字表示主要影响类型或范围。在气候方面，土壤中 As、Cr 和 Hg 的浓度随温度升高而增加。磷肥含量对土壤中 Cr、Hg、Pb 的浓度影响显著，且随土壤全磷含量的增加而增加。在坡度方面，5 种重金属污染物的浓度随坡度的增加而增加，重金属污染物的形成和迁移与地形的关系更大。成土母质和基岩的风化强度往往随着坡度的增大而增大，导致成土母质和基岩中有机质的释放，从而影响土壤中有机质的浓度。Pb 的浓度随 pH 的降低而增加，而 Cd 和 Cr 的浓度随 pH 的升高而增加，证明 Pb 的生物利用度与土壤 pH 呈负相关关系，pH 越高，重金属淋溶越有利，而 pH 越低，Pb 的浓度越富集。由于其化学性质，Pb 的有机质含量高于其他 4 种重金属。pH 通过改变重金属阳离子的理化参数来影响浸出和富集（Harter，1983；Zeng et al.，2011），不同母质的风化作用产生不同的土壤类型，从而导致土壤有机质含量的差异（Mahmoodi et al.，2016）。土壤有机质的迁移和聚集与土壤 pH 和阳离子交换能力密切相关，从而影响土壤中元素的分布（Yang et al.，2022；Zeng et al.，2011）。

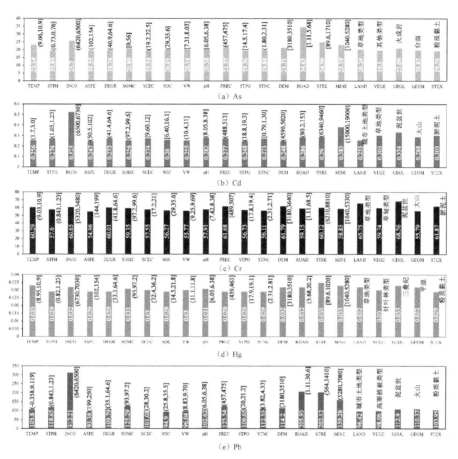

图 6-26 主要驱动因子的主要类型（范围）及其对重金属浓度富集的影响

此外，由于表面积和入渗速率等的差异，不同的土壤质地分类也会影响重金属的分布（Hou et al.，2017）。成土母质对土壤中重金属的浓度有直接影响。一些金属浓度较低的岩石，如碳酸盐岩，由于矿物形成过程中的二次富集，Cd、Pb 和 As 等元素异常富集（胡鹏杰 等，2023）。从土地利用类型来看，As、Cr 和 Hg 的浓度在草地类型中较大。草地附近有矿山，还有一些特定的人类活动，其中各种人类活动，包括采矿、工业排放和废物处理，可能导致重金属浓度增加。这些活动可能导致重金属直接释放到土壤中，或通过大气降尘和水径流等过程进入草地土壤（Ding et al.，2017）。As、Cr 和 Pb 在矿区附近浓度增加，与前人研究结果一致，表明矿区附近 As、Cr、Pb 浓度增加。社会经济活动，包括采矿、工业排放和住宅煤炭燃烧，成为土壤中各种重金属的主要来源（Bhuiyan et al.，2015；Yuan et al.，2019），主要影响因子是土地利用类型、道路距离和矿山距离（Jiang et al.，2019；Yan et al.，2018）。

6.5.4　洛隆县土壤中重金属污染高发区分布预测

为全面调查研究区土壤中重金属污染情况，我们对研究区重金属污染的空间分布风险区进行预测。我们通过严格的筛选过程，利用 GeoDetector 识别重要因子，利用 RF 模型预测土壤重金属污染高风险区。对比我国农用地土壤污染风险管控标准，As、Cd 和 Pb 浓度均不同程度超过风险筛查值。相比之下，Cr 和 Hg 浓度仍低于风险筛查值。因此，我们将风险区域预测集中在 As、Cd 和 Pb 上。相关研究表明，在 GeoDetector 模型中，$q > 0.1$ 的变量被认为对某一地理现象具有显著的解释力（Liu et al.，2022；Wen et al.，2023）。

研究结果表明，研究区北部、中部和东南部地区，特别是孜托镇、新荣乡和达龙乡，As 超过风险筛查值的概率较高。孜托镇位于洛隆县的中心枢纽，是洛隆县政治、经济、文化的中心，属于洛隆县经济较发达的地区。孜托镇南部靠近以丰富矿产资源而闻名的念青唐古拉山脉，污染的可能性很高。此外，研究区东南部靠近腊久乡的区域，拥有丰富的矿产资源，包括铅锌矿。洛隆县北部地区重金属污染的可能性较高，特别是位于怒江大峡谷内怒江中游的新荣乡和达龙乡。该地区还拥有大量的自然水能理论储备，具有永久流动的支流。新荣乡环抱大曲江通道，山高谷深，属高山峡谷地貌。我们的研究结果与文献 Akoto et al.（2023）和 Wang et al.（2021）的研究结论一致，进一步证实了土壤 As 污染主要表现在人口密集的城市中心，靠近水体，并毗邻某些矿区。

Cd 浓度增加概率集中在东部和东北部平均海拔 4200 m 的玉西乡和腊久乡两个乡。马利镇和达龙乡的一些地区有很高的污染可能性。在某些地层中，Cd 以同构体方式在矿石中积累。随着不断的风化作用，一些岩石分解破碎，然后暴露在空气和水中氧化。Cd 也以离子的形式释放到水中，并沿河流向下游迁移，河流的流速也增加了含 Cd 岩石的风化作用。这一过程源于地质背景，导致下游土壤中出现镉污染（Zhou et al.，2024）。Kubier 等人（2019）发现，Cd 不仅来自采矿、燃烧排放和使用含 Cd 肥料产生的大气沉降，Cd 还被发现与硫化物、碳酸盐和磷酸盐结合，导致相关岩层中的 Cd 浓度增加。与我们的研究结果一致，地质背景对重金属元素 Cd 的富集有重要作用。

洛隆县西南部和北部土壤中 Pb 超标的概率显著高于筛查风险值。Pb 浓度较高的北部地区位于怒江流域中游，西南地区位于念青唐古拉山脉，均具有丰富的铜、铁、铅、锌、花岗岩等矿产资源。矿物的发育，加上山体峡谷地貌对基岩的风化淋滤作用和较大的降水径流，可能是这些地区土壤中 Pb 浓度较高的原因。

综上所述，本研究提出了一种结合空间分层异质性和机器学习模型的土壤中重金属污染预测新方法。利用地理探测器分析土壤中重金属污染的环境驱动机制，并在此基础上选择解释力强的因子，利用随机森林模型预测土壤中重金属的分布。该方法在环境条件复杂、数据稀缺地区预测土壤中重金属风险区时，可提高预测结果的准确性和解释力。本研究为推进高海拔寒区脆弱生态系统农业与生态环境污染的科学认识和综合治理提供了理论基础和技术支持。这对确保农业生产的安全稳定和当地人民的福祉具有重要意义。

6.6 本章小结

（1）我们基于 PMF 和 GeoDetector 模型相结合的综合方法研究隆子县有毒元素地球化学特征并进行来源解析，结论如下：典型区土壤中 Cr、As、Cd、Hg 和 Pb 的平均浓度均超过西藏地区背景值，其中 As 的浓度高于筛查值的 66.20%，在 As 污染防治中值得优先关注。PMF 模型表明，土壤中 TEs 主要受地质源因子的影响，环境源因子和人为源因子的贡献大致相同。地质类型、土壤母质、土壤类型、土壤 pH、年平均降水量、植被类型、居民人均纯收入、土地利用类型等因子对 TEs 的空间分布有显著影响。与单个因子相比，大多数因子之间的交互作用增强了对土壤中 TEs 含量的解释力。地质因素与环境因素的非线性相互作用增强了 Cr、As 和 Hg 的分布，地质因素与人为因素的非线性相互作用增强了 Pb 的分布。适宜人类活动的土壤 As 污染高危区主要分布在隆子河流域上游的河谷区，是流域的主要农业区和居民密集区。因此，为保障研究区居民的身体健康和农业生产的安全和可持续性，应采取定期监测和土壤修复等稳定策略，减少 As 在当地生物地球化学循环和食物链中的迁移和转化。

（2）我们对青藏高原中部代表性地区洛隆县土壤—水—粮系统中 5 种主要微量元素的污染特征、来源及生态健康风险进行了综合分析，评估了 As、Cd、Cr、Hg 和 Pb 对当地居民儿童和成人的健康影响。主要结论有：洛隆县区域内的水和青稞中微量元素浓度均明显低于标准限值。而土壤中 Cd 和 Pb 的平均浓度超过了西藏土壤的背景值。在青稞中没有发现微量元素的积累，并且在研究区很少观察到生物毒性。研究区总体生态风险从轻度到中度不等，北部和东部地区是生态风险的高值区，西部和南部地区是生态风险的低值区。As 对当地居民的非致癌风险较高，Cr 和 Pb 的非致癌风险略高，Cd 和 Hg 的非致癌风险可以忽略，As、Cd 和 Cr 的致癌风险显著，而 Pb 的致癌风险在可接受范围内。MCS 评估结果显示，儿童的健康风险总体高于成人，粮食中的 As 浓度是儿童健康风险的主要因素，基于 MCS 模型的敏感性贡献超过 90%。PMF 模型来源识别结果显示，Hg 为因子 1 的主要元素，占比为 72.06%，因子 1 主要为人为因素。Cd 和 Cr 为因子 2 的主要元素，占比分别为 48.92% 和 43.02%，因子 2 主要为地质因素。As 和 Pb 为因子 3 的主要元素，占比分别为 56.04% 和 36.56%，因子 3 主要为环境因素。

（3）我们综合分析了特提斯—喜马拉雅构造域南部典型区岗巴县土壤和水体中 5 种微量元素 As、Cd、Cr、Ni 和 Pb 浓度特征和空间分布趋势，并进行微量元素的来源识别及影响因素分析。主要结论有：研究区 65.46% 的土壤样品超过 As 的筛查值，水中元素的浓度低于标准限值，水质良好。本研究对土壤—水系统中 As、Cd、Cr、Ni 和 Pb 这 5 种元素进行了生态风险评价，结果表明总体生态风险较轻。本研究通过冗余分析，研究了土壤理化性质对微量元素的影响，并进行了来源分配。在农业实践中，应特别注意有机肥的施用量。As 和 Pb 主要与人为活动和环境有关，而 Cd、Cr 和 Ni 主要与自然过程有关。本研究在冗余分析结果的基础上，基于地理探测器分析了 23 个因子对微量元素空间分布的影响，人为因素中的居民人均纯收入，自然因素中的年平均气温、年平均降水量和地貌类型，以及环境因素中的土壤有机质含量、地质类型、土壤质地（粉、砂、黏土）是影响土壤微量元素空间分布的主要因子。在防止微量元素污染的背景下，As 成为重点监测目标。此研究结果为岗巴县水体和土壤中微量元素污染提供了全面的背景资料，为研究区乃至西藏地区微量元素污染的防治提供了有效支持。

（4）本研究综合分析了隆子县居民膳食来源，并进行健康风险评估，主要结论有：粮食和肉类是当地居民微量元素的主要膳食来源。Mn 和 Cu

主要来源于当地青稞（分别为 66.90%和 60.32%），Fe 主要来源于当地谷物（75.51%），Zn 主要来源于当地牦牛肉（60.03%）。隆子县所有乡镇 As、Mn、Fe 和 Zn 的摄入量均高于最大口服参考剂量，存在非致癌健康风险。36.36%的区域 Pb 和 Ni 高于最大口服参考剂量，81.82%的区域 Cu 高于最大口服参考剂量，存在非致癌健康风险。而 As 在整个研究区都存在致癌风险。青稞中 As、Hg、Pb、Mn、Cu、Fe 和 Se 的浓度与土壤中浓度呈极显著相关。元古代、三叠纪、侏罗纪和白垩纪 As 的平均浓度分别是藏南壳的 43.09 倍、12.41 倍、15.86 倍和 6.22 倍。地层中微量元素的高浓度可导致其在土壤中富集，进而导致当地居民通过食物链和生物地球化学循环过量摄入。为了避免因膳食摄入而引起的一些疾病的发生，有必要食用多种外来食物，如高硒食物、外来大米和面粉，以改善饮食结构。

（5）本研究将 GeoDetector 模型与 RF 算法相结合，对青藏高原中部典型研究区土壤中重金属浓度来源进行了定量分析，并结合中重金属的地理空间属性预测其分布格局。该地区土壤中 Cd、Hg 和 Pb 的平均含量超过了西藏的背景值。其中，As、Cd 和 Pb 分别有 8.62%、10.34%和 10.34%超过各自的筛查值。GeoDetector 分析发现，海拔、年平均降水量、河流距离、地貌类型、地质类型、道路距离、矿山距离、居民人均纯收入、土壤全钾含量和土壤有机质含量等 31 种因子对土壤中重金属浓度的空间分布有显著影响。人为源因子和环境源因子的相互作用对 As、Cr 的相互作用表现出显著的非线性增强效应，而对 Cd、Pb 的相互作用影响最大的是二元增强效应，包括人为源因子和地质源因子之间的相互作用，以及双重人为源因子之间的相互作用。RF 模型产生的预测显示，研究区北部、中部和东南部地区的 As 浓度超过风险筛查值的可能性更高。土壤 As 污染主要集中在人类活动密集的区域中心，以及靠近河流和部分靠近矿山的地区。受青藏高原地质构造的影响，Cd 超过风险筛查值的地区主要集中在研究区东、东北部和北部少数地区。Pb 超过风险筛查值的概率显著，主要集中在洛隆县的西南和北部地山。这一趋势与矿区、地形、降水密切相关。

参 考 文 献

ABATEMI-USMAN SA, AKINDELE O, AYANLADE A, et al. Trace elements concentrations in soil contaminate corn in the vicinity of a cement-manufacturing plant:potential health implications[J]. Journal of Exposure Science & Environmental Epidemiology, 2023.

AKOTO O, YAKUBU S, OFORI L A, et al. Multivariate studies and heavy metal pollution in soil from gold mining area[J]. Heliyon, 2023, 9(1).

AN Q, ZHOU T, WEN C, et al. The effects of microplastics on heavy metals bioavailability in soils: a meta-analysis[J]. Journal of Hazardous Materials, 2023, 460: 132369.

AN S, LIU N, LI X, et al. Understanding heavy metal accumulation in roadside soils along major roads in the Tibet Plateau[J]. Science of the Total Environment, 2022, 802: 149865.

ANAMAN R, PENG C, JIANG Z, et al. Identifying sources and transport routes of heavy metals in soil with different land uses around a smelting site by GIS based PCA and PMF[J]. Sci Total Environ, 2022, 823:153759.

ANDA M. Cation imbalance and heavy metal content of seven Indonesian soils as affected by elemental compositions of parent rocks[J]. Geoderma, 2012, 189: 388-396.

BHUIYAN M A H, DAMPARE S B, ISLAM M A, et al. Source apportionment and pollution evaluation of heavy metals in water and sediments of Buriganga River, Bangladesh, using multivariate analysis and pollution evaluation indices[J]. Environmental monitoring and assessment, 2015, 187: 1-21.

BONHAM C D. Measurements for terrestrial vegetation[M]. John Wiley & Sons, 2013.

CAI L M, WANG Q S, WEN H H, et al. Heavy metals in agricultural soils from a typical township in Guangdong Province, China: Occurrences and spatial distribution[J]. Ecotoxicology and environmental safety, 2019, 168: 184-191.

CAI Y, LI F, ZHANG J, et al. Toxic metals in size-fractionated road dust from typical industrial district: Seasonal distribution, bioaccessibility and stochastic-fuzzy health risk management[J]. Environmental Technology & Innovation. 2021, 23:101643.

CHEN L, WANG F, ZHANG Z, et al. Influences of arbuscular mycorrhizal fungi on crop growth and potentially toxic element accumulation in contaminated soils: A meta-analysis[J]. Critical Review sin Environmental Science and Technology, 2023, 1-22.

CHEN X, LU X. Contamination characteristics and source apportionment of heavy metals in topsoil from an area in Xi'an city, China[J]. Ecotoxicology and Environmental Safety, 2018, 151: 153-160.

CHENG W, LEI S, BIAN Z, et al. Geographic distribution of heavy metals and identification of their sources in soils near large, open-pit coal mines using positive matrix factorization[J]. Journal of Hazardous Materials. 2020, 387:121666.

CHOI J Y, SEO J. Copula-Based Redundancy Analysis[J]. Multivariate Behavioral Research, 2022, 57(6):1007-1026.

DAI L, WANG L, LIANG T, et al. Geostatistical analyses and co-occurrence correlations of heavy metals distribution with various types of land use within a watershed in eastern QingHai-Tibet Plateau, China[J]. Science of

The Total Environment, 2019, 653:849-859.

DANLADI IB, KORE BM, GÜL M. Vulnerability of the Nigerian coast: An insight into sea level rise owing to climate change and anthropogenic activities[J]. Journal of African Earth Sciences. 2017, 134:493–503.

DING Q, CHENG G, WANG Y, et al. Effects of natural factors on the spatial distribution of heavy metals in soils surrounding mining regions[J]. Science of the Total Environment, 2017, 578: 577-585.

DUNCAN AJ, LUKUYU B, MUTONI G, et al. Supporting participatory livestock feed improvement using the Feed Assessment Tool (FEAST)[J]. Agronomy for Sustainable Development, 2023, 43(2):34.

EL-GHIATY M A, EL-KADI A O S. The duality of arsenic metabolism: impact on human health[J]. Annual review of pharmacology and toxicology, 2023, 63(1): 341-358.

FATHABAD A E, SHARIATIFAR N, MOAZZEN M, et al. Determination of heavy metal content of processed fruit products from Tehran's market using ICP-OES: a risk assessment study[J]. Food and chemical toxicology, 2018, 115: 436-446.

FEI X, LOU Z, XIAO R, et al. Source analysis and source-oriented risk assessment of heavy metal pollution in agricultural soils of different cultivated land qualities[J]. Journal of Cleaner Production, 2022, 341.

GAN Y, HUANG X, LI S, et al. Source quantification and potential risk of mercury, cadmium, arsenic, lead, and chromium in farmland soils of Yellow River Delta[J]. Journal of cleaner production, 2019, 221: 98-107.

GONG C, WANG S X, LU H C, et al. Research progress on spatial differentiation and influencing factors of soil heavy metals based on geographical detector[J]. Huan Jing ke Xue= Huanjing Kexue, 2023, 44(5): 2799-2816.

GU J, PANG Q, DING J, et al. The driving factors of mercury storage in the Tibetan grassland soils underlain by permafrost[J]. Environmental Pollution, 2020, 265: 115079.

HALDAR S K. Introduction to mineralogy and petrology[M]. Elsevier, 2020.

HAN M, CHEN L, LI Y, et al. Paleoearthquakes of the Yangda-Yaxu fault across the Nujiang suture and Lancang river suture zone, southeastern Tibetan Plateau[J]. Frontiers in Earth Science, 2022, 10: 990187.

HARTER R D. Effect of soil pH on adsorption of lead, copper, zinc, and nickel[J]. Soil Science Society of America Journal, 1983, 47(1): 47-51.

Heavy metals in soils: trace metals and metalloids in soils and their bioavailability[M]. Springer Science & Business Media, 2012.

HILLEL D. Introduction to environmental soil physics[M]. Elsevier, 2003.

HOU D, O'CONNOR D, NATHANAIL P, et al. Integrated GIS and multivariate statistical analysis for regional scale assessment of heavy metal soil contamination: A critical review[J]. Environmental Pollution, 2017, 231: 1188-1200.

HU B, XUE J, ZHOU Y, et al. Modelling bioaccumulation of heavy metals in soil-crop ecosystems and identifying its controlling factors using machine learning[J]. Environmental Pollution. 2020, 262:114308.

HU P, ZHAN J, LIU J, et al. Research progress on the causes, risks, and control of high geological background of heavy metals in soils[J]. Acta Pedologica Sinica, 2023, 60(5): 1363-1377.

HUANG S, XIAO L, ZHANG Y, et al. Interactive effects of natural and anthropogenic factors on heterogenetic accumulations of heavy metals in surface soils through geodetector analysis[J]. Science of the Total Environment, 2021, 789: 147937.

HUANG X, YU H, ZHAO X, et al. Spatial variation in cadmium and mercury and factors influencing their potential ecological risks in farmland soil in Poyang Lake Plain, China[J]. Frontiers in Environmental Science, 2021, 9: 641497.

HUANG Y, WANG L, WANG W, et al. Current status of agricultural soil pollution by heavy metals in China: A meta-analysis[J]. Science of the Total Environment, 2019, 651: 3034-3042.

JIANG Y, SUN Y, ZHANG L, et al. Influence factor analysis of soil heavy metal Cd based on the GeoDetector[J]. Stochastic Environmental Research and Risk Assessment, 2020, 34: 921-930.

JIANG Y, YE Y, GUO X. Spatiotemporal variation of soil heavy metals in farmland influenced by human activities in the Poyang Lake region, China[J]. Catena, 2019, 176: 279-288.

LIU J, WU J, FANG L, et al. Characteristics of azimuthal anisotropy in SE Tibetan plateau and its relationship with the background of block structure[J]. Frontiers in Earth Science, 2023, 11: 1065911.

KAZEMI A, ESMAEILBEIGI M, SAHEBI Z, et al. Health risk assessment of total chromium in the qanat as historical drinking water supplying system[J]. Science of The Total Environment. 2022, 807:150795.

KOU J, GAN Y, LEI S, et al. Soil health and ecological risk assessment in the typical coal mines on the Mongolian Plateau[J]. Ecological Indicators, 2022,

142: 109189.

KUBIER A, WILKIN R T, PICHLER T. Cadmium in soils and groundwater: A review[J]. Applied Geochemistry, 2019, 108: 104388.

KUMAR S, ISLAM ARMT, ISLAM HMT, et al. Water resources pollution associated with risks of heavy metals from Vatukoula Goldmine region, Fiji[J]. Journal of Environmental Management, 2021, 293:112868.

LASOTA J, BŁOŃSKA E, ŁYSZCZARZ S, et al. Forest humus type governs heavy metal accumulation in specific organic matter fractions[J]. Water, Air, & Soil Pollution, 2020, 231: 1-13.

LI S, WANG M, YANG Q, et al. Enrichment of arsenic in surface water, stream sediments and soils in Tibet[J]. Journal of Geochemical Exploration, 2013, 135: 104-116.

LIANG J, LIU Z, TIAN Y, et al. Research on health risk assessment of heavy metals in soil based on multi-factor source apportionment: A case study in Guangdong Province, China[J]. Science of the Total Environment, 2023, 858: 159991.

LIU J, LIU YJ, LIU Y, et al. Quantitative contributions of the major sources of heavy metals in soils to ecosystem and human health risks: A case study of Yulin, China[J]. Ecotoxicology and Environmental Safety. 2018, 164:261–9.

LIU J, ZHENG B S, APOSHIAN H V, et al. Chronic arsenic poisoning from burning high-arsenic-containing coal in Guizhou, China[J]. Journal of the Peripheral Nervous System, 2002, 7(3): 208-208.

LIU Q, LI M, DUAN J, et al. Analysis on influence factors of soil Pb and Cd in agricultural soil of Changsha suburb based on geographically weighted regression model[J]. Transactions of the Chinese Society of Agricultural

Engineering (Transactions of the CSAE), 2013, 29(3):225-234.

LIU Y, CHEN Y, WU Z, et al. Geographical detector-based stratified regression kriging strategy for mapping soil organic carbon with high spatial heterogeneity[J]. Catena, 2021, 196: 104953

LIU Y, DAI J, WANG C, et al. Provenance and tectonic setting of Upper Triassic turbidites in the eastern Tethyan Himalaya: Implications for early-stage evolution of the Neo–Tethys[J]. Earth-Science Reviews, 2020, 200:103030.

LIU Y, TIAN X, LIU R, et al. Key driving factors of selenium-enriched soil in the low-Se geological belt: A case study in Red Beds of Sichuan Basin, China[J]. Catena, 2021, 196: 104926.

LIU Z, FEI Y, SHI H, et al. Prediction of high-risk areas of soil heavy metal pollution with multiple factors on a large scale in industrial agglomeration areas[J]. Science of the Total Environment, 2022, 808: 151874.

LIU Z, LEI H, SHENG H, et al. Analysis of soil organic matter influencing factors in the Huangshui River Basin by using the optimal parameter-based geographical detector model[J]. Geocarto International, 2023, 38(1):2246935.

LUO Y, RAO J, JIA Q. Heavy metal pollution and environmental risks in the water of Rongna River caused by natural AMD around Tiegelongnan copper deposit, Northern Tibet, China[J]. Public Library of Science, 2022, 17(4):e0266700.

LV J, LIU Y, ZHANG Z, et al. Factorial kriging and stepwise regression approach to identify environmental factors influencing spatial multi-scale variability of heavy metals in soils[J]. Journal of hazardous materials, 2013, 261: 387-397.

MA Y, WANG Q, SU W, et al. Potential sources, pollution, and ecological risk assessment of potentially toxic elements in surface soils on the North-Eastern Margin of the Tibetan Plateau[J]. Toxics, 2022, 10(7):2-15.

MACDONALD DD, INGERSOLL CG, BERGER TA. Development and evaluation of consensus-based Sediment quality guidelines for freshwater ecosystems [J]. Archives of Environmental Contamination and Toxicology. 2000, 39:20-31.

MAHMOODI M, KHORMALI F, AMINI A, et al. Weathering and soils formation on different parent materials in Golestan Province, Northern Iran[J]. Journal of Mountain Science, 2016, 13: 870-881.

MEMOLI V, DE MARCO A, ESPOSITO F, et al. Seasonality, altitude and human activities control soil quality in a national park surrounded by an urban area[J]. Geoderma, 2019, 337: 1-10.

MEN C, LIU R, WANG Q, et al. Uncertainty analysis in source apportionment of heavy metals in road dust based on positive matrix factorization model and geographic information system[J]. Science of the Total Environment, 2019, 652: 27-39.

MEN C, LIU R, XU F, et al. Pollution characteristics, risk assessment, and source apportionment of heavy metals in road dust in Beijing, China[J]. Science of the total environment, 2018, 612: 138-147.

NABULO G, ORYEM-ORIGA H, DIAMOND M. Assessment of lead, cadmium, and zinc contamination of roadside soils, surface films, and vegetables in Kampala City, Uganda[J]. Environmental research, 2006, 101(1): 42-52.

NORRIS G, DUVALL R, BROWN S, et al. EPA positive matrix factorization (PMF) 5.0 fundamentals and user guide, US Environmental

Protection Agency, Washington, DC[J]. 2014.

OSOBAMIRO M T, ADEWUYI G O. Levels of heavy metals in the soil: effects of season, agronomic practice and soil geology[J]. Journal of Agricultural Chemistry and Environment, 2015, 4(04): 109.

PENG Y, YU S, LI S, et al. The odyssey of Tibetan Plateau accretion prior to Cenozoic India-Asia collision: Probing the Mesozoic tectonic evolution of the Bangong-Nujiang Suture [J]. Earth-Science Reviews. 2020, 211:103376.

QIAO P, YANG S, LEI M, et al. Quantitative analysis of the factors influencing spatial distribution of soil heavy metals based on geographical detector[J]. Science of the Total Environment, 2019, 664: 392-413.

QU B, ZHANG Y, KANG S, et al. Water quality in the Tibetan Plateau: Major ions and trace elements in rivers of the "Water Tower of Asia"[J]. Sci Total Environ, 2019, 649:571-581.

ROSINGER AY. Water Needs, Water Insecurity, and Human Biology[J]. Annual Review of Anthropology, 2023, 52.

SAVIGNAN L, LEE A, COYNEL A, et al. Spatial distribution of trace elements in the soils of south-western France and identification of natural and anthropogenic sources[J]. Catena, 2021, 205.

SHI J, JIN R, ZHU W. Quantification of effects of natural geographical factors and landscape patterns on non-point source pollution in watershed based on geodetector: Burhatong River Basin, Northeast China as an example[J]. Chinese Geographical Science, 2022, 32(4):707-723.

SHOSTAK S. Food and Inequality[J]. Annual review of sociology, 2023, 49:112747.

SINGHAL S, RUPRECHT NA, SENS D, et al. Association between

Arsenic Level, gene expression in Asian Population, and In Vitro Carcinogenic Bladder Tumor[J]. Oxidative Medicine and Cellular Longevity, 2022, 2022:3459855.

Soil heavy metals[M]. Berlin: Springer, 2010.

STAUNTON S. Direct and indirect effects of organic matter on metal immobilisation in soil[M]. Developments in soil science. Elsevier, 2002, 28: 79-97.

TAN C, WANG H, YANG Q, et al. An integrated approach for quantifying source apportionment and source-oriented health risk of heavy metals in soils near an old industrial area[J]. Environmental Pollution, 2023, 323:121271.

TAO H, LIAO X, LI Y, et al. Quantifying influences of interacting anthropogenic-natural factors on trace element accumulation and pollution risk in karst soil[J]. Science of the total environment, 2020, 721: 137770.

TAPIA J, MUKHERJEE A, RODRÍGUEZ MP, et al. Role of tectonics and climate on elevated arsenic in fluvial systems: Insights from surface water and sediments along regional transects of Chile[J]. Environmental Pollution, 2022, 314:120151.

TEPANOSYAN G, SAHAKYAN L, BELYAEVA O, et al. Continuous impact of mining activities on soil heavy metals levels and human health[J]. Science of the Total Environment, 2018, 639: 900-909.

TIAN S, WANG S, BAI X, et al. Ecological security and health risk assessment of soil heavy metals on a village-level scale, based on different land use types[J]. Environmental geochemistry and health, 2020, 42: 3393-3413.

TIAN Y, ZHA X, GAO X, et al. Geochemical characteristics and source apportionment of toxic elements in the Tethys–Himalaya tectonic domain, Tibet,

China[J]. Science of The Total Environment, 2022, 831:154863..

WAI K M, WU S, LI X, et al. Global atmospheric transport and source-receptor relationships for arsenic[J]. Environmental Science & Technology, 2016, 50(7): 3714-3720.

WANG G, YAN X, ZHANG F, et al. Influencing factors of heavy metal concentration in roadside-soil of Qinghai-Tibet Plateau[J]. Acta Sci. Circumstantiae, 2014, 34: 431-438.

WANG H, XU Y, WEI X. Rural resilience evaluation and influencing factor analysis based on geographical detector method and multiscale geographically weighted regression[J]. Land, 2023, 12(7): 1270.

WANG J F, ZHANG T L, FU B J. A measure of spatial stratified heterogeneity[J]. Ecological indicators, 2016, 67: 250-256.

WANG J, SU J, LI Z, et al. Source apportionment of heavy metal and their health risks in soil-dustfall-plant system nearby a typical non-ferrous metal mining area of Tongling, Eastern China[J]. Environmental Pollution, 2019, 254: 113089.

WANG R, CHEN N, ZHANG E X, et al. Geochemical patterns and source analysis of soil heavy metals in an iron and manganese ore area of Longyan city[J]. Huan Jing ke Xue= Huanjing Kexue, 2021, 42(3): 1114-1122.

WANG X, SUN Y, GUO H, et al. Analysis of soil heavy metal Hg pollution source based on geodetector[J]. Polish Journal of Environmental Studies, 2022, 31(1).

WANG X, SUN Y, ZHANG L, et al. Spatial variation and influence factor analysis of soil heavy metal As based on geoDetector[J]. Stochastic Environmental Research and Risk Assessment, 2021, 35(10):2021-2030.

WANG Y, ZHANG L, WANG J, et al. Identifying quantitative sources and spatial distributions of potentially toxic elements in soils by using three receptor models and sequential indicator simulation[J]. Chemosphere, 2020, 242:125266.

WEN Q, YANG L, YU J, et al. Sources and risk characteristics of heavy metals in plateau soils predicted by Geo-Detectors[J]. Remote Sensing, 2023, 15(6): 1588.

WU Q, HU W, WANG H, et al. Spatial distribution, ecological risk and sources of heavy metals in soils from a typical economic development area, Southeastern China[J]. Science of the Total Environment, 2021, 780: 146557.

WU W, QU S, NEL W, et al. The influence of natural weathering on the behavior of heavy metals in small basaltic watersheds: A comparative study from different regions in China[J]. Chemosphere, 2021, 262: 127897.

XIAO J, WANG L, DENG L, et al. Characteristics, sources, water quality and health risk assessment of trace elements in river water and well water in the Chinese Loess Plateau[J]. Science of the Total Environment, 2019, 650: 2004-2012..

XU J, LI Y, WANG S, et al. Sources, transfers and the fate of heavy metals in soil-wheat systems: The case of lead (Pb)/zinc (Zn) smelting region[J]. Journal of Hazardous Materials, 2023, 441:129863.

XU L, GUAN J, BA Y, et al. Spatial distribution pattern and driving mechanism of heavy metal elements in soils in middle-alpine hilly region, Yunnan province[J]. Geology in China, 2023(04):1-27.

YAN X, LIU M, ZHONG J, et al. How human activities affect heavy metal contamination of soil and sediment in a long-term reclaimed area of the Liaohe River Delta, North China[J]. Sustainability, 2018, 10(2): 338.

YANG J, SUN Y, WANG Z, et al. Heavy metal pollution in agricultural soils of a typical volcanic area: Risk assessment and source appointment[J]. Chemosphere. 2022, 304:135340.

YANG J, WANG J, LIAO X, et al. Chain modeling for the biogeochemical nexus of cadmium in soil–rice–human health system[J]. Environment International. 2022, 167:107424.

YANG J, WANG J, QIAO P, et al. Identifying factors that influence soil heavy metals by using categorical regression analysis: A case study in Beijing, China[J]. Frontiers of Environmental Science & Engineering, 2020, 14: 1-14.

YANG J, WANG J, XU C, et al. Modeling the spatial relationship between rice cadmium and soil properties at a regional scale considering confounding effects and spatial heterogeneity[J]. Chemosphere, 2022, 287: 132402.

YANG X, YANG Y, WAN Y, et al. Source identification and comprehensive apportionment of the accumulation of soil heavy metals by integrating pollution landscapes, pathways, and receptors[J]. Science of the Total Environment, 2021, 786: 147436.

YANG Y, YANG X, HE M, et al. Beyond mere pollution source identification: Determination of land covers emitting soil heavy metals by combining PCA/APCS, GeoDetector and GIS analysis[J]. Catena, 2020, 185: 104297.

YUAN Z, LUO T, LIU X, et al. Tracing anthropogenic cadmium emissions: From sources to pollution[J]. Science of the total environment, 2019, 676: 87-96.

ZENG F, ALI S, ZHANG H, et al. The influence of pH and organic matter content in paddy soil on heavy metal availability and their uptake by rice plants[J]. Environmental Pollution, 2011, 159(1):84-91.

ZHANG B, JIA T, PENG S, et al. Spatial distribution, source identification, and risk assessment of heavy metals in the cultivated soil of the Qinghai–Tibet Plateau region: Case study on Huzhu County[J]. Global Ecology and Conservation, 2022, 35.

ZHANG B, LIU L, HUANG Z, et al. Application of stochastic model to assessment of heavy metal (loid) s source apportionment and bio-availability in rice fields of karst area[J]. Science of The Total Environment, 2021, 793: 148614.

ZHANG H, YIN A, YANG X, et al. Use of machine-learning and receptor models for prediction and source apportionment of heavy metals in coastal reclaimed soils[J]. Ecological Indicators, 2021, 122: 107233.

ZHANG X, WEI S, SUN Q, et al. Source identification and spatial distribution of arsenic and heavy metals in agricultural soil around Hunan industrial estate by positive matrix factorization model, principle components analysis and geo statistical analysis[J]. Ecotoxicology and Environmental Safety, 2018, 159:354-362.

ZHANG Y, SONG B, ZHOU Z. Pollution assessment and source apportionment of heavy metals in soil from lead – Zinc mining areas of south China[J]. Journal of Environmental Chemical Engineering, 2023, 11:109320.

ZHAO G, MA Y, LIU Y, et al. Source analysis and ecological risk assessment of heavy metals in farmland soils around heavy metal industry in Anxin County[J]. Scientific reports, 2022, 12(1): 10562.

ZHAO Y, DENG Q, LIN Q, et al. Cadmium source identification in soils and high-risk regions predicted by geographical detector method[J].

Environmental Pollution, 2020, 263: 114338.

ZHAO Y, DONG Y, LIN H, et al. Influence of soil physical and chemical properries on forms of heavy metals[J]. Agricultural Engineering, 2018, 8(12):38-43.

ZHOU W, LU X, XIE S, et al. A study on the classification of geological background source cadmium migration phases in Zhejiang Province, China[J]. Applied Geochemistry, 2024, 162: 105924.

车富红, 冯声宝, 李善文, 等. 几个青稞主产区不同青稞品种的微量成分差异分析[J]. 酿酒科技, 2019(11):113-118.

迟晓峰, 星玉秀, 董琦, 等. ICP-AES 法测定不同青稞中的 20 种元素含量[J]. 食品科学, 2011, 32(10):130-132.

李明月, 孙学军, 李胜楠, 等. 青藏高原及其周边地区冰川融水径流无机水化学特征研究进展[J]. 冰川冻土, 2020, 42(02):562-574.

国家环境保护局. 中国土壤元素背景值[M]. 北京:中国环境科学出版社, 1990.

卿成实. 西藏隆子县扎西康铅锌多金属矿床成矿物质迁移及成矿过程研究[D]. 成都理工大学, 2015:05.

生态环境部国家市场监督管理总局. 土壤环境质量 农用地土壤污染风险管控标准（试行）（GB15618-2018）[S]. 中华人民共和国国家标准, 2018.

项洋, 郝力壮, 柴沙驼. 稳定性同位素及矿物元素指纹组合技术溯源不同产地牦牛肉研究[J]. 青海畜牧兽医杂志, 2021, 51(2):36-42.

弋凯鸽, 王君, 杨晨, 等.ICP-MS 法同时测定西藏饮用天然水中 35 种痕量元素[J]. 现代食品, 2021, 29(23):200-206.

中华人民共和国国家市场监督管理总局, 中华人民共和国国家标准化管理委员会. 生活饮用水卫生标准（GB5749-2022）[S]. 北京:中华人民共和国国家标准化管理委员会, 2022.

中华人民共和国国家市场监督管理总局.土壤环境质量 农用地土壤污染风险管控标准（试行）（GB15618-2018）[S]. 北京:中华人民共和国国家标准化管理委员会, 2018.

中华人民共和国国家统计局. 中国城市统计年鉴[M]. 北京:中国统计出版社, 2020.

中华人民共和国国家卫生健康委员会. 食品安全国家标准 食品中污染物限量（GB2762-2022）[S]. 北京:中华人民共和国国家卫生健康委员会, 2022.

中华人民共和国农业农村部. 粮食（含谷物、豆类、薯类）及制品中铅、铬、镉、汞、硒、砷、铜、锌等八种元素限量（NY861-2004）[S]. 成都:中华人民共和国农业农村部, 2004.

中华人民共和国生态环境部. 中国土壤元素背景值[M]. 北京:中国科学环境出版社, 1990.

朱青云, 谭亮, 赵静, 等. 青海高原地区牦牛肉营养成分分析与品质评价[J]. 食品与生物技术学报, 2021, 40(11):97-111.

第 7 章

展望

随着人口增长、社会经济发展和科技进步，人类活动对地球生态环境的影响越来越强烈。因此，利用空间模型探索生态环境因子与人类健康间的关系，可以发掘出生态环境数据更大的价值，为制定具有适宜性和针对性的当地政策提供科学依据，促进当地生态环境的可持续发展，还可对当地居民合理膳食以减少或预防相关疾病提供参考，具有一定的理论及现实意义。由于空间分析方法及样品数量的局限性，还存在一些问题需要通过下一步的工作来解决。

（1）在这项研究中，昌都市的大骨节病患病率仅考虑了 13 个相关影响因子，这似乎不足以捕捉当地大骨节病发病机制的复杂性。未来还应增加其他变量，这也将有助于目前对大骨节病发病机制的研究。由于大骨节病发病机制的复杂性，未来还需要通过其他研究手段进一步探索寻找并量化大骨节病其他两种患病假说（粮食真菌毒素中毒说和饮水中有机物中毒说）对当地居民大骨节病的影响。

（2）对于西藏地区人均预期寿命影响因子的分析研究，由于西藏自治区从 2015 年开始才实现 7 地市首府城市空气污染物浓度的监测，故本文未能将空气污染物作为生态环境影响因素考虑。后续还应探索更多的人均预期寿命潜在环境因子，且与中国其他地区进行对比，这也将有助于更加深入地研究人均预期寿命的影响机理。

（3）在研究区采集的样品有限，这在通过膳食摄入必需微量元素计算和讨论 ADD 时是片面的。此外，由于使用的是各乡镇元素浓度的平均值，而且并未通过问卷调查获得准确的 IR 数据，而是来自相关文献，这可能会导致 ADD_{oral} 的计算结果与研究区实际情况存在一定偏差。后续研究可以进一步对当地居民膳食摄入量进行系统的参与式评估，获得更准确的 IR 数据。本文仅对研究区土壤—水—粮系统中经口摄入的微量元素的健康风险进行了评估，未来还需进一步系统研究当地居民通过皮肤暴露等因素的健康风险，并对当地居民的综合健康风险（饮水、饮食和皮肤暴露等）进行评估。

（4）西藏生态环境数据平台的建设仍是一个长期持续的过程。未来，仍需以空间环境关系理论为基础，在继承既往西藏生态环境研究成果的基础上，建立和完善空间全覆盖、时间持续性、天地空一体化的西藏地缘环境系统数据收集、集成硬件平台，全面提升西藏生态环境数据平台，为"第二次青藏高原综合科学考察研究"和"国家生态安全屏障"的推进和建设发挥一定的作用。

附

录

附录为本书部分参考资料及部分研究结果。

附表 4-1　青藏高原相关规划（国家级）

序号	年度	规划主题	撰稿人	批准实施部门
1	2015	鲁甸地震灾后恢复重建《资源环境承载能力评价》	樊杰　兰恒星　刘盛和　等	中国科学院
2	2014	鲁甸地震灾后恢复重建总体规划	樊杰　兰恒星　周侃　等	国务院
3	2013	芦山灾后重建资源环境承载能力评价	樊杰　兰恒星　陈田　等	中国科学院
4	2013	芦山地震灾后恢复重建总体规划	樊杰　王传胜	国务院
5	2010	舟曲灾后重建生态建设规划	董锁成　李宇　李泽红　等	国务院
6	2011	国家舟曲灾后恢复重建规划—资源环境承载能力评价	樊杰　金凤君　王成金　等	国务院
7	2010	玉树地震灾后恢复重建资源环境承载能力评价	樊杰　刘纪远　陈田　等	中国科学院
8	2015	"十三五"时期加强生态保护和修复的主要任务	杨林生　朱会义　戴尔阜　等	中央财经领导小组
9	2010	《西部大开发"十二五"规划及到 2020 年中长期发展思路研究》中关于西部"五大生态综合治理区"重点任务和政策建议	刘纪远　邵全琴　樊江文　等	国务院
10	2013	甘肃省建设国家生态安全屏障建设、保护与补偿试验区	刘卫东　刘慧　邵全琴　等	甘肃省发改委发展规划处
11	2011	青藏高原区域生态建设与环境保护规划（2011—2030 年）	张镱锂　王兆峰　孙威　等	国务院
12	2012	西部大开发"十二五"规划	刘卫东　陆大道　刘毅　等	国务院

附表 5-1　青藏高原研究成果（2000 年前）

序号	成果汇总（2000 年前）	类型	对应项目
	地图类		
1	《青藏高原地图集》，科学出版社，1990	地图集	17，18
	自然地理		
2	《西藏自然地理》，张荣祖等编写，科学出版社，1982	书籍	3，23，24，25

序号	成果汇总（2000年前）	类型	对应项目
3	《南迦巴瓦峰地区自然地理与自然资源》，彭补拙，杨逸畴主编，科学出版社，1996	书籍	8
4	青藏高原综合自然区划纲、工作底图	资料	2
地质、矿产资源			
5	《青藏高原地质构造》，中国科学院青藏高原综合科学考察队编，科学出版社，1982	书籍	23，24，25
6	《青藏高原隆起的时代、幅度和形式问题》，中国科学院青藏高原综合科学考察队编，科学出版社，1981	书籍	23，24，25
7	《西藏地层》，中国科学院青藏高原综合科学考察队编，科学出版社，1984	书籍	23，24，25
8	《西藏第四纪地质》，中国科学院青藏高原综合科学考察队编，科学出版社，1983	书籍	6，23，24，25
9	《西藏南部的沉积岩》，中国科学院青藏高原综合科学考察队编，科学出版社，1981	书籍	23，24，25
10	《西藏岩浆活动和变质作用》，中国科学院青藏高原综合科学考察队编，科学出版社，1981	书籍	23，24，25
11	《珠穆朗玛峰地区地质构造特征和喜马拉雅山的形成》，中国科学院西藏综合考察队，1972	书籍	19
12	《珠穆朗玛科学考察报告（1975）》，中国科学院青藏高原综合科学考察队编，科学出版社，1979	书籍	23，24，25
13	《1982年度南迦巴瓦峰登山科学考察地质总结报告》，刘玉海，1984	书籍	8
14	《南迦巴瓦峰地区地质》，科学出版社，章振根等著，1992	书籍	8
15	《南迦巴瓦峰地区第四纪的自然环境及其演变》，李逸畴，张厚森，1983.	书籍	8
16	《青海可可西里地区地质演化》，可可西里综合科学考察队，科学出版社，1996	书籍	26
17	《青海可可西里及邻区地质图》，《青海可可西里地质演化》附图，可可西里综合科学考察队，1991	书籍	26

续表

序号	成果汇总（2000年前）	类型	对应项目
18	《喀喇昆仑山-昆仑山地区地质演化》，中国科学院青藏高原综合科学考察队编，科学出版社，2000	书籍	23，24，25
19	《引洮上山的工程地质问题》（第一、二辑两本），中国科学院青海甘肃综合考察队，青海人民出版社，1960	书籍	22
20	《1960—1961 年专题考察报告:西藏地区的超基性岩石及其铬尖晶石类矿物特征》，王希斌等，科学出版社，1965	书籍	21
21	怒定怒洮、第三引水线、中国西部南水北调引水河线工程地质特征	资料	20
22	中国西部地区南水北调引水地区:地貌考察报告及第四纪地质考察报告，地质特征，地质复勘报告，第三引水线北段工程地质考察报告，怒定怒洮引水线工程地质条件及其区划，森林考察报告，动物资源考察报告，渔业资源考察报告	资料	20
23	关于青海、甘肃两省若干矿产资源和生产配置问题的报告，柴达木盆地盐湖矿产资源的初步评价	资料	22
24	川滇接壤地区:成矿特征及找矿方向的初步探讨，地质与成矿特征，主要矿产资源，地震活动性及地震烈度区域划分，南水北调爆破筑坝工程地质条件，关于川西滇北地区综合考察研究的几个问题	资料	20
25	川西滇北南水北调引水地区地质地貌调查基础资料	资料	6
26	若尔盖沼泽泥炭资源及其评价，安宁河地区新构造运动与地震活动	资料	20
地貌			
27	《西藏地貌》，中国科学院青藏高原综合科学考察队编，科学出版社，1983	书籍	23，24，25
28	《西藏地貌区划》，中国科学院青藏综考队地貌第四纪地质组，1977	书籍	7
29	《西藏盐湖》，中国科学院青藏高原综合科学考察队编，科学出版社，1988	书籍	23，24，25
30	《西藏冰川》，中国科学院青藏高原综合科学考察队编，科学出版社，1986	书籍	23，24，25
31	《青藏高原横断山区科学考察丛书:横断山区温泉志》，中国科学院青藏高原综合科学考察队编，科学出版社，1994	书籍	23，24，25

序号	成果汇总（2000年前）	类型	对应项目
32	青藏高原横断山区科学考察丛书《横断山区沼泽与泥炭》，中国科学院青藏高原综合科学考察队编，科学出版社，1998	书籍	23，24，25
33	《若尔盖高原的沼泽》，中国科学院西部地区南水北调综合考察队编，1965	书籍	20
34	《川西滇北高原的山地剥蚀面》，地理所，1960	书籍	6
35	《1982 年度南迦巴瓦峰登山科学考察地貌总结报告》，杨逸畴，1984.	书籍	8
36	怒定怒洮、第三引水线、中国西部南水北调引水河线工程地貌	资料	20
37	西藏专业地貌考察报告，西藏南部地貌考察报告，那曲地貌资料	资料	23，24，25
地球化学			
38	《我国珠穆朗玛峰地区过渡元素的表生地球化学特征》，中国科学院地理所，1972	书籍	9
39	《环境生命元素与克山病——生态化学地理研究》，中国医药科技出版社，谭见安主编，1996	书籍	11
40	《横断山区锡矿带地球化学》，中国科学院青藏高原综合科学考察队编，地质出版社，1995	书籍	23，24，25
水文、水化学、水利			
41	《西藏河流与湖泊》，中国科学院青藏高原综合科学考察队编，科学出版社，1984	书籍	23，24，25
42	《川西滇北地区水文地理》，1985	书籍	16
43	《1959 年中国西部南水北调引水地区水文特性初步研究报告》，中科院西部地区南水北调综考队	书籍	20
44	《中国西部南水北调引水地区 1959 年经济调查报告.第四篇，交通运输业》，中科院西部地区南水北综考队，1959	书籍	20
45	《我国珠穆朗玛峰地区冰、雪和天然水中同位素含量和分布》，中国科学院地理研究所，1972	书籍	10
46	《珠穆朗玛峰地区水化学特征》，中国科学院地理研究所，1972	书籍	9

序号	成果汇总（2000 年前）	类型	对应项目
47	《西藏水利》，中国科学院青藏高原综合科学考察队编，科学出版社，1981	书籍	23，24，25
48	川西滇北地区水文地理手稿，川西滇北地区主要河道纵剖面量算表及剖面图，川西滇北地区水文特征、河流分类研究及资料汇编	资料	16
49	中国西部地区南水北调引水地区水文考察报告（1—5 章），考察报告附图，不同引水方案对川滇两省的初步探讨研究，中线方案研究及水利资源利用问题，水分平衡研究	资料	20
50	1956—1960 年高山冰川融冰化雪试验报告	资料	5
51	珠穆朗玛峰高海拔地区冰雪水的氘和重氧的公布	资料	9
52	水利考察：西藏雅鲁藏布江水利考察报告，雅鲁藏布江中段水利考察报告	资料	23，24，25
53	金沙江流域考察报告，水利资源考察报告，雅砻江水利资源及其综合开发利用	资料	20
土地、土壤			
54	《西藏土壤》，中国科学院青藏高原综合科学考察队编，科学出版社，1985	书籍	23，24，25
55	《川西滇北地区土地利用概图（1∶100 万）》，科学院西部南水北调综合考察队，1964	书籍	20
56	土地考察：西藏土壤考察报告，西藏中部地区土壤图	资料	23，24，25
57	青甘地区土地资源图	资料	22
58	川滇接壤地区土地资源与荒地开垦问题调查报告及附图	资料	20
气候、大气			
59	《西藏气候》，中国科学院青藏高原综合科学考察队编，科学出版社，1984	书籍	23，24，25
60	《中国西部南水北调引水地区基本气候资料》，中科院西部地区南水北调综合考察队，1959	书籍	20
61	《珠穆朗玛峰科学考察报告：1975：气象与环境》，中国科学院青藏高原综合科学考察队编，科学出版社，1980	书籍	23，24，25

序号	成果汇总（2000年前）	类型	对应项目
62	《关于珠峰地区的大气透明状况》，中国科学院西藏综合考察队，1972	书籍	19
63	《珠峰地区太阳辐射的光谱组成》，中国科学院西藏综合考察队，1972	书籍	19
64	青藏高原气候区划与气候变化论文手稿、附图	资料	14
65	青藏高原大气浑浊、太阳分光辐射记录，太阳分光辐射测量记录	资料	15
林草			
66	《西藏草原》，中国科学院青藏高原综合科学考察队编，科学出版社，1992	书籍	23，24，25
67	《西藏南部地区林业考察报告》，王战，谭征祥等，科学出版社，1964	书籍	21
68	《西藏森林》，中国科学院青藏高原综合科学考察队编，科学出版社，1985	书籍	23，24，25
69	川西滇北地区的森林	资料	20
70	甘孜阿坝地区：林业考察报告	资料	20
71	西藏地区 1960—1961 年日喀则江孜地区林业考察报告，西藏南部地区林业考察报告	资料	23，24，25
72	西藏江孜日喀则山南那曲地区的植被资源概况，藏南雅鲁藏布江中段植被资源概况，拉萨河流域的植被和野生植物资源概况，西藏中部植被考察报告附图，植物专业 1960 年考察工作总结报告，西藏果树专业考察报告	资料	23，24，25
畜牧业			
73	《西藏那曲、日喀则、江孜地区畜牧业考察报告（内部发行）》，中国科学院西藏综合考察队，1964	书籍	21
74	畜牧业资源考察：西藏那曲、日喀则、江孜地区的畜牧业及其发展的初步意见，西藏那曲、日喀则、江孜地区的畜牧业考察报告，西藏综合考察报告（畜牧业资源评价及其开发利用意见）手稿	资料	23，24，25

序号	成果汇总（2000年前）	类型	对应项目
	畜牧兽医		
75	《西藏综合考察论文集：畜牧兽医部分》，科学出版社，中国科学院西藏综合考察队，1964	书籍	21
76	藏北畜牧兽医，西藏畜牧兽医专业考察报告（藏北那曲日喀则）	资料	23，24，25
	生物		
77	《西藏古生物》，中国科学院青藏高原综合科学考察队编，科学出版社，1981	书籍	23，24，25
78	《喀喇昆仑山-昆仑山地区古生物》，中国科学院青藏高原综合科学考察队编，科学出版社，1998	书籍	23，24，25
79	《南迦巴瓦峰地区生物》，中国科学院登山科学考察队编著，科学出版社，1995	书籍	7，23，24，25
80	青甘地区生物资源总评		
	动物		
81	《西藏两栖爬行动物》，中国科学院青藏高原综合科学考察队编，科学出版社，1987	书籍	23，24，25
82	《青海甘肃兽类调查报告》，中国科学院青海甘肃综合考察队，科学出版社，1964	书籍	22
83	《西藏水生无脊椎动物》，中国科学院青藏高原综合科学考察队编，科学出版社，1983	书籍	23，24，25
84	《西藏综合考察论文集：水生生物及昆虫部分》，科学出版社，中国科学院西藏综合考察队，1964	书籍	21
85	《西藏鸟类志》，中国科学院青藏高原综合科学考察队编，科学出版社，1983	书籍	23，24，25
86	《西藏哺乳类》，中国科学院青藏高原综合科学考察队编，科学出版社，1986	书籍	23，24，25
87	《西藏家畜》，中国科学院青藏高原综合科学考察队编，科学出版社，1981	书籍	23，24，25
88	《西藏南迦巴瓦峰地区昆虫》，科学出版社，中国科学院登山科学考察队编著，1988	书籍	8

续表

序号	成果汇总（2000 年前）	类型	对应项目
89	《西藏南部的经济昆虫（冬虫夏草等）》，中国科学院西藏综合考察队王林瑶，科学出版社，1965	书籍	21
90	《西藏昆虫》，中国科学院青藏高原综合科学考察队编，科学出版社，1982	书籍	23，24，25
91	《横断山区昆虫》，中国科学院青藏高原综合科学考察队编，科学出版社，1992	书籍	23，24，25
92	《横断山区昆虫.第一册》，中国科学院青藏高原综合科学考察队编，科学出版社，1992	书籍	23，24，25
93	《西藏南迦巴瓦峰地区昆虫》，中国科学院登山科学考察队编著，科学出版社，1988	书籍	23，24，25
94	甘青动物地理总结报告、祁连山东段啮齿动物、青海哺乳动物、旱獭的调查报告与总结、甘青兽类动物地理学特征及动物地理图	资料	1
95	青甘地区动物总结报告	资料	22
96	怒定怒洮、第三引水线，中国西部南水北调引水河线工程渔业资源、动物资源	资料	20
97	动物资源考察报告：西藏南部鱼类资源，西藏南部的昆虫专业考察报告，西藏综合考察论文集（水生生物及昆虫部分），西藏动物专业野外工作总结报告，西藏绵、山羊寄生虫病调查报告	资料	23，24，25
98	甘孜阿坝地区:动物资源考察报告	资料	20
植物			
99	《西藏作物》，中国科学院青藏高原综合科学考察队编，科学出版社，1981	书籍	23，24，25
100	《西藏植物志》，中国科学院青藏高原综合科学考察队编，科学出版社，1983	书籍	23，24，25
101	《横断山区维管植物》，中国科学院青藏高原综合科学考察队编，科学出版社，1993	书籍	23，24，25
102	《西藏南迦巴瓦峰地区维管束植物区系》，彭补拙等编，北京科学技术出版社，1992	书籍	7，23，24，25
103	《柴达木植物资源初稿第 1—5 册合订本》，中国科学院青海甘肃综合考察队，1959	书籍	22

序号	成果汇总（2000 年前）	类型	对应项目
104	《柴达木盆地资源植物》，中国科学院青海甘肃综合考察队，青海人民出版社，1964	书籍	22
105	《西藏野生大麦》，中国科学院青藏高原综合科学考察队编，科学出版社，1982	书籍	23，24，25
106	青海地区野生食用植物资源与柴达木盆地植物资源，青甘地区资源植物及其评价，祁连山与柴达木盆地区植物名录	资料	22
107	《西藏苔藓植物志》，中国科学院青藏高原综合科学考察队编，科学出版社，1985	书籍	23，24，25
108	《西藏藻类》，中国科学院青藏高原综合科学考察队编，科学出版社，1992	书籍	23，24，25
真菌			
109	《西藏真菌》，中国科学院青藏高原综合科学考察队编，科学出版社，1983	书籍	23，24，25
农业、经济及区域开发			
110	综合开发利用：西藏中部资源开发利用的初步意见，拉萨河流域综合开发利用和初步意见，西藏中部地区资源综合考察各专业图总汇，西藏综合考察论文集（共 13 篇）	资料	23，24，25
111	农业资源考察：西藏的农业概况，1960 年西藏地区农作物考察报告，西藏日喀则和江孜专区高寒地区扩大作物栽培的问题，日喀则和江孜专区农业资源评价及发展农业生产的初步意见（手稿），西藏江孜日喀则地区的宜农荒地综合考察报告，藏南地区粮食增产的几个主要问题	资料	23，24，25
112	经济考察：西藏中部地区经济概况	资料	23，24，25
113	《甘青毗邻地区农业区划初步调查报告：初稿》，中科院地理所甘青调查队	书籍	13
114	《西藏农业地理》，中国科学院青藏高原综合科学考察队编，科学出版社，1984	书籍	23，24，25
115	甘孜阿坝地区：远景经济开发意见	资料	20

序号	成果汇总（2000年前）	类型	对应项目
116	青海可可西里地区自然环境，建立青海可可西里自然保护区的可行性论证报告	资料	26
	综合成果		
117	《西藏综合考察论文集》，中国科学院西藏综合考察队编著，科学出版社，1964；	书籍	21
118	《青藏高原研究：横断山考察专集（一）》，中国科学院青藏高原综合科学考察队编，北京科学技术出版社，1996	书籍	23，24，25
119	《珠穆朗玛峰科学考察报告：1975 高山生理（馆藏）》，中国科学院青藏高原综合科学考察队编，科学出版社，1980	书籍	23，24，25
120	《南迦巴瓦峰登山综合科学考察》，杨逸畴等主编，科学出版社，1993	书籍	7，23，24，25
121	《青藏高原腹地》，可可西里综合科学考察队，上海科学技术出版社，1994	书籍	26
122	《川西滇北地区综合考察专题研究报告集》，中国科学院西部地区南水北调综合考察队，1962	书籍	20
123	中国西部南水北调考察论文与工作计划总结	资料	20
124	西康藏族自治区	资料	12
125	西藏西康青海地文	资料	4
126	珠穆朗玛峰科教片科考摄影工作材料，西藏队珠峰考察报告、测绘补点、纪要、规定，三、四、五专题工作计划、总结	资料	19

附表5-2　青藏高原相关咨询报告

序号	日期	咨询报告	撰写人员	采用部门	批示领导
1	2014/2/18	中科院"促进农牧民增收的西藏农牧结合技术体系构建与示范"项目工作成效及相关建议	余成群 孙维 武俊喜 等	中办	俞正声
2	2009/9	青藏高原冰川冻土变化影响与应对措施（科发学部字〔2009〕129 号）（中科院学部渠道报送）	孙鸿烈 郑度 李文华 等	国务院	李克强 回良玉 刘延东

序号	日期	咨询报告	撰写人员	采用部门	批示领导
3	2012/11/12	关于加快推进三江源国家生态保护综合试验区建设的建议	谢又予 葛志荣 等	国务院参事室	温家宝
4	2011/9/13	关于加强祁连山国家自然保护区生态建设的建议	葛志荣 谢又予 徐嵩龄 等	马凯	温家宝批示马凯
5	2011/1/18	关于加强祁连山水源涵养核心区保护加快山丹马场可持续发展的建议	葛志荣 徐嵩龄 谢又予	马凯	马凯批示张德江，温家宝圈阅
6	2010/4/23	中科院专家关于玉树地震对灾区粮食与畜产品价格波动及农牧业生产的影响分析	邓祥征 柯新利 吴锋 等	中办专报国务院抗震救灾总指挥部	回良玉批示 4.28
7	2010/4/22	中科院专家关于青海玉树地震灾后恢复重建规划和可持续发展的建议	樊杰 陈田 金凤王 等	中办专报国务院抗震救灾总指挥部	回良玉批示 4.26
8	2010/4/22	中科院专家关于玉树灾后重建强化科技引领,将玉树建设成为崭新的绿色"高原生态旅游城市"的建议	葛全胜 解源 成升魁 等	中办专报国务院抗震救灾总指挥部	回良玉批示 5.6
9	2010/4/23	中科院专家关于玉树重灾区在灾后重建期内暂缓减畜和移民工程,迅速恢复畜牧业生产的建议	邵全琴 樊江文 刘纪远 等	中办专报国务院抗震救灾总指挥部	回良玉批示 4.28
10	2010/4/16	中科院专家关于玉树地震诱发次生地质灾害风险评估的报告	兰恒星 程维明 刘洪 等	中办专报国务院抗震救灾总指挥部	回良玉批示 4.23
11	2008/5/22	汶川地震灾区饮用水安全与水资源保障形势评估	郑红星 王中根 戴向 等	中办《信息综合专报》	中央领导同志批示
12	2008/6/23	汶川地震极重灾区耕地损毁评估与受灾农村人口转产或迁移建议	张镱锂 葛全胜 王兆锋 等	中办《信息综合专报》	中央领导同志批示
13	2008/5/19	关于汶川特大地震灾后羌族民族文化抢救和重建计划的建议	葛全胜 席建超 等	中办《信息综合专报》	中央领导同志批示
14	2008/6/3	关于四川地震灾区人口发展功能分区及重建规划的建议	封志明 杨艳昭 游珍 等	中办《信息综合专报》	中央领导同志批示

续表

序号	日期	咨询报告	撰写人员	采用部门	批示领导
15	2013/4/21	中科院专家关于芦山地震灾区次生地质灾害的评估及对策建议	兰恒星 周成虎 等	中办	总书记
16	2013/4/23	中科院专家关于芦山震区亟需密切监控次生地质灾害的居民点和交通路段分布的报告	兰恒星 周成虎 马廷 等	中办	汪洋
17	2011/8/2	中科院专家建议高度关注我国泥石流高易发地区人口布局问题	封志明 杨艳昭 游珍	国办《专报信息》	温家宝 回良玉 刘延东
18	2010/8/30	中科院专家关于今年春夏我国洪涝与泥石流滑坡灾害成因的分析及应对建议	夏军 等	国办《专报信息》	温家宝
19	2012/10/18	中科院专家调查显示我国西南公路建设运营存在重大安全隐患	兰恒星 高星 王伟 等	中办《每日汇报》国办《专报信息》	马凯

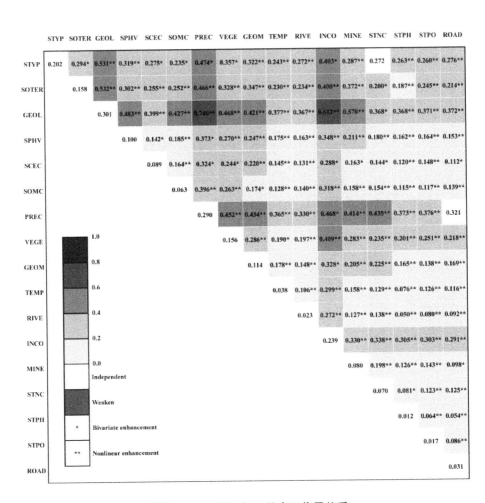

附图 6-1　各因子对 Cr 的交互作用关系

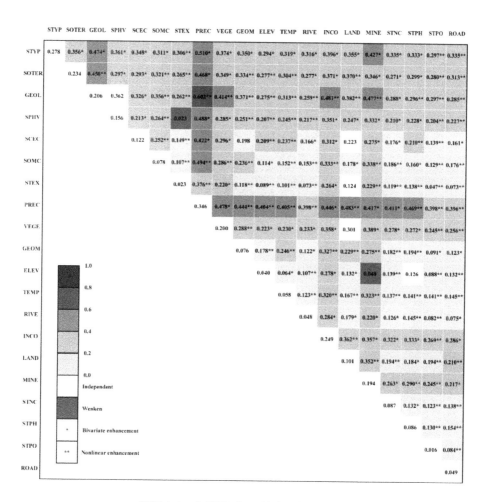

附图 6-2　各因子对 As 的交互作用关系

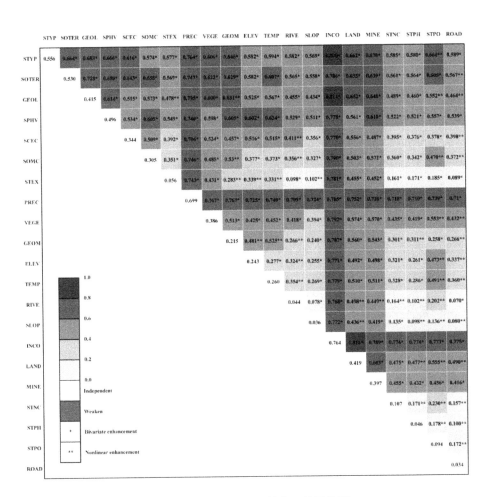

附图 6-3　各因子对 Cd 的交互作用关系

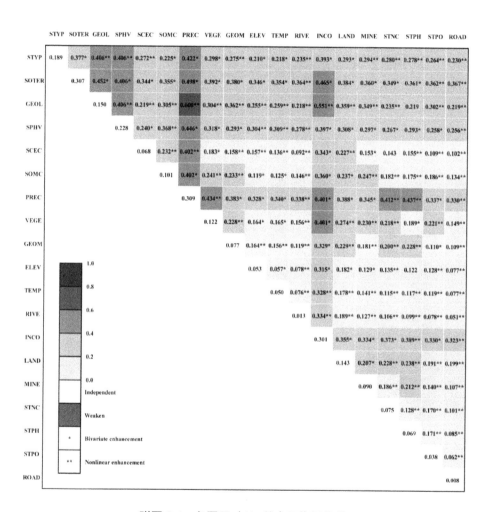

附图 6-4　各因子对 Hg 的交互作用关系

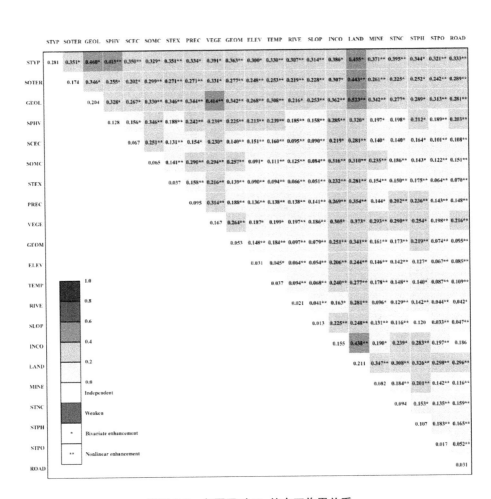

附图 6-5　各因子对 Pb 的交互作用关系

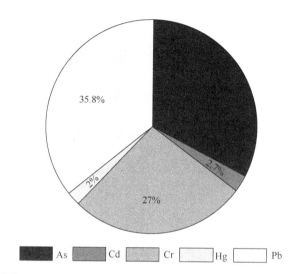

附图 6-6　研究区 As、Cd、Cr、Hg 和 Pb 的 mPEC-Q 占比

附表 6-1　不同地层基岩和土壤的地球化学特征

媒介	地层	Cr	As	Cd	Hg	Pb
基岩样品	Qh (n=2)	63.875	10.108	0.142	0.013	55.190
	N₁ (n=3)	49.747	15.993	0.061	0.068	74.493
	J₂ (n=2)	50.235	12.242	0.090	0.022	70.700
	J₁ (n=19)	34.340	38.833	0.086	0.040	59.773
	T₃ (n=28)	60.288	14.923	0.114	0.034	65.210
	Pt (n=9)	51.497	4.299	0.071	0.012	39.468
	均值	55.810	14.064	0.101	0.031	60.333
基岩 C_f（Clark）	Qh	0.639	5.616	0.711	0.443	4.415
	N₁	0.497	8.885	0.306	2.254	5.959
	J₂	0.502	6.801	0.450	0.721	5.656
	J₁	0.343	21.574	0.431	1.332	4.782
	T₃	0.603	8.291	0.570	1.145	5.217
	Pt	0.515	2.388	0.354	0.396	3.157
	均值	0.558	7.813	0.504	1.034	4.827

媒介	地层	Cr	As	Cd	Hg	Pb
基岩 C_f（中国）	Qh	0.371	8.423	2.321	0.388	8.974
	N_1	0.289	13.327	1.000	1.971	12.113
	J_2	0.292	10.202	1.469	0.630	11.496
	J_1	0.200	32.361	1.407	1.165	9.719
	T_3	0.351	12.436	1.859	1.001	10.603
	Pt	0.299	3.583	1.156	0.346	6.418
	均值	0.324	11.720	1.644	0.904	9.810
基岩 C_f（西藏）	Qh	0.351	6.357	2.635	1.882	8.491
	N_1	0.273	10.058	1.135	9.564	11.461
	J_2	0.276	7.699	1.668	3.058	10.877
	J_1	0.189	24.423	1.597	5.652	9.196
	T_3	0.331	9.386	2.110	4.857	10.032
	Pt	0.283	2.704	1.312	1.678	6.072
	均值	0.307	8.845	1.866	4.387	9.282
土壤样品	Qh ($n=21$)	81.044	41.106	0.125	0.038	34.147
	J_2 ($n=5$)	92.068	39.554	0.091	0.032	34.890
	J_1 ($n=19$)	82.668	39.890	0.120	0.037	40.371
	T_3 ($n=23$)	72.504	39.915	0.129	0.037	44.713
	Pt ($n=5$)	96.821	26.444	0.132	0.032	30.967
	均值	80.583	39.286	0.123	0.037	38.849
土壤 C_f（中国）	Qh	1.329	3.670	1.292	0.588	1.313
	J_2	1.509	3.532	0.935	0.496	1.342
	J_1	1.355	3.562	1.233	0.574	1.553
	T_3	1.189	3.564	1.334	0.570	1.720
	Pt	1.587	2.361	1.364	0.488	1.191
	均值	1.321	3.508	1.270	0.565	1.494

媒介	地层	Cr	As	Cd	Hg	Pb
土壤 C_f（西藏）	Qh	1.058	2.087	1.547	1.594	1.173
	J$_2$	1.202	2.008	1.120	1.343	1.199
	J$_1$	1.079	2.025	1.476	1.553	1.387
	T$_3$	0.947	2.026	1.598	1.545	1.537
	Pt	1.264	1.342	1.633	1.322	1.064
	均值	1.052	1.994	1.521	1.531	1.335
EF	Qh	1.269	4.067	0.881	2.875	0.619
	J$_2$	1.833	3.231	1.007	1.491	0.493
	J$_1$	2.407	1.027	1.386	0.933	0.675
	T$_3$	1.203	2.675	1.136	1.079	0.686
	Pt	1.880	6.151	1.867	2.674	0.785
	均值	1.444	2.793	1.223	1.185	0.644
m_{C_d}（中国）	Qh	1.638				
	J$_2$	1.563				
	J$_1$	1.655				
	T$_3$	1.675				
	Pt	1.398				
	均值	1.632				
m_{C_d}（西藏）	Qh	1.492				
	J$_2$	1.374				
	J$_1$	1.504				
	T$_3$	1.530				
	Pt	1.325				
	均值	1.487				

媒介	地层	Cr	As	Cd	Hg	Pb
I_{geo} （中国）	Qh	−0.175	1.291	−0.216	−1.350	−0.192
	J_2	0.009	1.235	−0.682	−1.596	−0.161
	J_1	−0.146	1.248	−0.283	−1.387	0.050
	T_3	−0.336	1.248	−0.169	−1.395	0.197
	Pt	0.082	0.654	−0.137	−1.620	−0.333
	Mean	−0.183	1.226	−0.240	−1.407	−0.006
I_{geo} （西藏）	Qh	−0.504	0.476	0.045	0.087	−0.354
	J_2	−0.320	0.421	−0.422	−0.159	−0.323
	J_1	−0.475	0.433	−0.023	0.050	−0.113
	T_3	−0.664	0.434	0.091	0.042	0.035
	Pt	−0.247	−0.160	0.123	−0.183	−0.495
	Mean	−0.512	0.411	0.020	0.030	−0.168
岩石 背景值	Clark 值	100.000	1.800	0.200	0.030	12.500
	中国	172.000	1.200	0.061	0.034	6.150
	藏南壳	182.000	1.590	0.054	0.007	6.500
土壤 背景值	中国	61.000	11.200	0.097	0.065	26.000
	西藏	76.600	19.700	0.081	0.024	29.100
	风险筛查值	150/200/250	25/30/40	0.3/0.6	1.3/1.8/2.4/3.4	70/90/120/170

背景值依据：Clark 值（Taylor and McLennan，1985）、中国岩石（Li and Ni，1997）、藏南壳岩（Li et al.，1999）、中国土壤（NEPA，1990）、西藏土壤（NEPA，1990）、风险筛查值（MEE，2018）。

附表 6-2　各驱动因素的解释力

	Cr		As		Cd		Hg		Pb		平均数
GEOL	0.301	STYP	0.278	STYP	0.556	SOTER	0.307	STYP	0.281	STYP	0.301
STYP	0.202	SOTER	0.234	SOTER	0.530	SPHV	0.228	GEOL	0.204	SOTER	0.281
SOTER	0.158	GEOL	0.206	SPHV	0.496	STYP	0.189	SOTER	0.174	GEOL	0.255
SPHV	0.100	SPHV	0.157	GEOL	0.415	GEOL	0.150	SPHV	0.128	SPHV	0.222
SCEC	0.089	SCEC	0.123	SCEC	0.344	SOMC	0.101	SCEC	0.067	SCEC	0.138
SOMC	0.063	SOMC	0.078	SOMC	0.305	SCEC	0.068	SOMC	0.065	SOMC	0.122
STEX	$p > 0.05$	STEX	0.023	STEX	0.056	STEX	$p > 0.05$	STEX	0.037	STEX	0.039
PREC	0.290	PREC	0.346	PREC	0.699	PREC	0.309	VEGE	0.167	PREC	0.348
VEGE	0.156	VEGE	0.200	VEGE	0.386	VEGE	0.122	PREC	0.095	VEGE	0.206
GEOM	0.114	GEOM	0.076	TEMP	0.260	GEOM	0.077	GEOM	0.053	GEOM	0.107
TEMP	0.038	TEMP	0.058	ELEV	0.243	ELEV	0.053	TEMP	0.037	ELEV	0.092
RIVE	0.023	RIVE	0.048	GEOM	0.215	TEMP	0.050	ELEV	0.031	TEMP	0.089
ELEV	$p > 0.05$	ELEV	0.040	RIVE	0.044	RIVE	0.013	RIVE	0.021	RIVE	0.030
SLOP	$p > 0.05$	SLOP	$p > 0.05$	SLOP	0.036	SLOP	$p > 0.05$	SLOP	0.013	SLOP	0.025
INCO	0.239	INCO	0.249	INCO	0.764	INCO	0.301	LAND	0.211	INCO	0.342
MINE	0.080	MINE	0.194	LAND	0.419	LAND	0.143	INCO	0.155	LAND	0.219
STNC	0.070	LAND	0.101	MINE	0.397	MINE	0.090	STPH	0.107	MINE	0.169
ROAD	0.031	STNC	0.087	STNC	0.107	STNC	0.075	STNC	0.094	STNC	0.087
STPO	0.017	STPH	0.086	STPO	0.094	STPH	0.069	MINE	0.082	STPH	0.064
STPH	0.012	ROAD	0.049	STPH	0.046	STPO	0.038	ROAD	0.031	STPO	0.036
LAND	$p > 0.05$	STPO	0.016	ROAD	0.034	ROAD	0.008	STPO	0.017	ROAD	0.031

附表 6-3　地质类型对土壤中有毒元素含量空间分布的影响类型

地质类型	年代地层					岩石学	土壤中有毒元素的平均含量（mg/kg）				
	界	系	统	阶	群		铬	砷	镉	汞	铅
Qh^{al}	新生代	第四纪	全新世	法明阶	—	冲积沉积岩	83.533	42.364	0.127	0.040	34.377
Qh^{pl}	新生代	第四纪	全新世	法明阶	—	洪积沉积岩	70.436	36.129	0.120	0.032	40.773
Qp^{gl}	新生代	第四纪	更新世	法明阶	—	冰川沉积岩	76.164	49.018	0.136	0.040	32.202
Qp^{l}	新生代	第四纪	更新世	法明阶	—	湖相沉积岩	82.24	47.069	0.123	0.047	31.788
$N_1\eta\gamma$	新生代	新第三纪	中新世	—	—	侵入岩	76.343	51.387	0.135	0.042	31.649
$N_1\gamma m$	新生代	新第三纪	中新世	—	—	侵入岩	70.558	53.022	0.165	0.044	34.049
$E_2\gamma$	新生代	古近纪	始新世	—	—	侵入岩	62.424	65.998	0.128	0.090	30.641
$K_2\beta\mu$	中生代	白垩纪	—	—	—	变质岩	81.185	45.865	0.125	0.044	31.713
K_1l^2	中生代	白垩纪	下统	—	拉康	沉积岩	86.175	40.915	0.096	0.035	35.658
K_1l^1	中生代	白垩纪	下统	—	拉康	沉积岩	86.131	41.146	0.095	0.035	35.134
J_3w^2	中生代	侏罗纪	上统	金默里奇阶	卫梅	沉积岩	85.24	45.085	0.121	0.051	31.521
J_3w^1	中生代	侏罗纪	上统	牛津阶	卫梅	沉积岩	87.794	38.805	0.103	0.039	33.293
J_2z^4	中生代	侏罗纪	中统	—	哲拉	沉积岩	86.130	40.841	0.113	0.042	34.015
$J_{1-2}l$	中生代	侏罗纪	中-下统	—	鲁热	沉积岩	85.066	42.740	0.117	0.045	34.074
J_1r	中生代	侏罗纪	下统	—	日当	沉积岩	82.300	44.510	0.118	0.044	36.656
T_3jx^2	中生代	三叠纪	上统	郎杰学岩群	江雄	沉积岩	73.896	36.015	0.138	0.040	53.769
T_3Y	中生代	三叠纪	上统	—	玉门	混杂沉积岩	70.748	39.234	0.142	0.039	49.670
T_3n^3	中生代	三叠纪	上统	—	尼尔乌	沉积岩	74.845	35.794	0.130	0.036	49.866
T_3n^2	中生代	三叠纪	上统	—	尼尔乌	沉积岩	74.596	35.436	0.124	0.033	46.482
T_3n^1	中生代	三叠纪	上统	—	尼尔乌	沉积岩	78.161	41.970	0.131	0.041	43.448
$T_3\beta$	中生代	三叠纪	上统	—	—	变质岩	69.684	44.286	0.165	0.046	40.555
$T_3\beta\mu$	中生代	三叠纪	上统	—	—	变质岩	78.724	31.167	0.141	0.046	54.857

续表

地质类型	年代地层					岩石学	土壤中有毒元素的平均含量（mg/kg）				
	界	系	统	阶	群		铬	砷	镉	汞	铅
$T_3\Psi\sigma$	中生代	三叠纪	上统	—	—	变质岩	78.927	36.966	0.159	0.049	43.891
$T_3\Psi$	中生代	三叠纪	上统	—	—	变质岩	68.893	39.138	0.134	0.028	34.999
$Pt_3\in q$	古生代	寒武纪	—	空页岩		沉积岩	78.319	49.659	0.131	0.042	31.800
$Pt_3\in R.^b$	古生代	寒武纪	柔切村群		b	沉积岩	81.697	36.567	0.147	0.041	35.375
$Pt_3\in R.^a$	古生代	寒武纪	柔切村群		a	沉积岩	80.074	42.889	0.144	0.039	34.699
$Pt_{2-3}y$	前寒武纪	新元古代	—	亚多依扎拉页岩		沉积岩	82.390	45.823	0.122	0.045	32.110
$Pt_{2-3}N.^b$	前寒武纪	新元古代	南迦巴瓦群		b	沉积岩	75.214	45.180	0.161	0.044	33.716
$Pt_{2-3}N.^a$	前寒武纪	新元古代	南迦巴瓦群		a	沉积岩	77.769	45.333	0.153	0.042	34.999
$\beta\mu$	辉绿玢岩					侵入岩	80.533	39.811	0.119	0.040	36.123
$\gamma\pi$	花岗斑岩脉					侵入岩	75.657	45.154	0.114	0.041	50.481
$\eta\gamma$	辉长花岗岩脉					侵入岩	85.218	38.955	0.097	0.034	43.312
$\gamma\delta\pi$	花岗质斑岩岩墙					侵入岩	74.193	48.069	0.139	0.036	29.433
l	细粒岩脉					侵入岩	82.45	50.759	0.129	0.062	32.097
$\xi\chi$	米内特岩脉					侵入岩	87.798	31.776	0.109	0.041	29.996

附表 6-4　土壤和地形数字数据库对土壤中有毒元素含量空间分布的影响范围

土壤和地形数字数据库	土壤中有毒元素的平均含量（mg/kg）				
	铬	砷	镉	汞	铅
IA1	75.804	46.305	0.157	0.046	35.390
IB2	78.221	40.387	0.158	0.043	33.423

续表

土壤和地形数字数据库	土壤中有毒元素的平均含量（mg/kg）				
	铬	砷	镉	汞	铅
MA2	74.282	47.271	0.157	0.039	35.149
MA3/MB1	73.001	35.457	0.127	0.032	47.809
MB1	76.942	36.427	0.120	0.034	47.354
MB1/MB2	84.129	44.352	0.132	0.048	32.533
SC2	74.993	45.542	0.161	0.045	33.780
SO3	82.874	41.771	0.106	0.041	36.959
UE1	83.756	30.960	0.128	0.041	51.127
UF	82.713	43.109	0.118	0.041	34.882
UL	76.910	48.498	0.135	0.040	32.588

附表 6-5 土壤 pH 对土壤中有毒元素含量空间分布的影响范围

土壤 pH	土壤中有毒元素的平均含量（mg/kg）				
	铬	砷	镉	汞	铅
4.82～5.00	76.206	43.971	0.160	0.043	33.382
5.00～5.50	74.403	46.852	0.162	0.044	34.418
5.50～6.00	78.236	40.164	0.144	0.042	43.085
6.00～6.50	77.034	36.556	0.115	0.033	46.729
6.50～7.00	78.376	42.725	0.123	0.039	37.588
7.00～7.50	82.45	45.006	0.125	0.045	31.962
7.50～ 7.91	85.548	41.902	0.121	0.044	32.926

附表 6-6　土壤类型对土壤中有毒元素含量空间分布的影响类型

土壤类型	土壤中有毒元素的平均含量（mg/kg）				
	铬	砷	镉	汞	铅
淋溶土 – 棕色针叶林土	72.500	47.150	0.161	0.045	35.077
淋溶土土 – 黄棕土 – 暗黄棕土	74.812	46.040	0.161	0.044	34.319
淋溶土 – 棕土	75.256	45.457	0.160	0.044	34.594
淋溶土 – 暗棕土 – 灰暗棕土	75.103	45.941	0.163	0.046	36.191
半淋溶土 – 淡棕土	83.976	30.837	0.128	0.041	52.303
半淋溶土 – 石灰淡棕土	71.900	27.949	0.106	0.029	75.127
半水成土 – 草甸土 – 潜水草甸土	76.700	48.588	0.135	0.040	32.432
高山土 – 草毡土	78.175	41.974	0.124	0.040	39.655
高山土 – 草毡土 – 棕色草毡土	73.843	35.761	0.122	0.031	41.296
高山土 – 黑毡土	79.177	38.422	0.131	0.039	42.677
高山土 – 黑毡土 – 棕黑色草毡土	68.463	55.993	0.169	0.043	33.958
高山土 – 冷石灰土	82.593	42.148	0.106	0.041	37.366
高山土 – 棕色冷石灰土	82.813	42.138	0.115	0.039	35.145
高山土 – 冻土	81.824	45.270	0.137	0.045	33.299
铁铝土 – 红土 – 黄红土	77.947	41.083	0.158	0.044	33.394
铁铝土 – 黄土 – 冲积黄土	75.136	45.361	0.161	0.045	33.753

附表 6-7　土壤有机质含量对土壤中有毒元素含量空间分布的影响范围

土壤有机质含量（g/kg）	土壤中有毒元素的平均含量（mg/kg）				
	铬	砷	镉	汞	铅
0	79.484	37.879	0.117	0.045	35.077
0～34.27	83.047	36.038	0.131	0.044	34.319
34.27～43.92	75.440	45.536	0.160	0.044	34.594
43.92～50.98	74.877	46.136	0.160	0.046	36.191

土壤有机质含量（g/kg）	土壤中有毒元素的平均含量（mg/kg）				
	铬	砷	镉	汞	铅
50.98~58.40	77.644	44.922	0.148	0.041	52.303
58.40~60.84	78.222	42.944	0.124	0.029	75.127
60.84~92.95	77.639	40.957	0.136	0.040	32.432
92.95~129.48	74.242	41.773	0.150	0.040	39.655

附表 6-8　土壤质地类型对土壤中有毒元素含量空间分布的影响

土壤质地类型	土壤中有毒元素的平均含量（mg/kg）				
	铬	砷	镉	汞	铅
砂质壤土	83.530	43.401	0.119	0.046	31.723
砂壤土	78.439	40.378	0.131	0.040	41.920
壤土	76.026	43.339	0.144	0.041	37.177
粉砂壤土	77.384	39.925	0.133	0.039	47.211
黏壤土	78.158	40.487	0.158	0.043	33.416
粉质黏壤土	77.496	41.897	0.159	0.044	33.343

附表 6-9　土壤阳离子交换量对土壤中有毒元素含量空间分布的影响范围

土壤阳离子交换量（cmol(+)/kg）	土壤中有毒元素的平均含量（mg/kg）				
	铬	砷	镉	汞	铅
8.39~10.00	87.139	42.119	0.122	0.046	30.939
10.00~20.00	80.415	41.652	0.120	0.040	38.093
20.00~30.00	77.614	38.302	0.131	0.038	44.350
30.00~40.00	74.330	46.618	0.159	0.044	35.837
40.00~50.00	74.470	46.086	0.160	0.044	34.739
50.00~60.00	74.149	45.690	0.160	0.044	34.366
60.00~68.82	75.625	43.461	0.158	0.043	34.246

附表 6-10　年平均气温对土壤中有毒元素含量空间分布的影响范围

年平均气温	土壤中有毒元素的平均含量（mg/kg）				
（℃）	铬	砷	镉	汞	铅
−11.0～−10.0	91.605	39.664	0.091	0.028	35.604
−10.0～−5.0	83.877	37.190	0.109	0.037	46.711
−5.0～0	78.259	39.082	0.123	0.038	42.529
0～5.0	77.790	41.389	0.135	0.040	40.327
5.0～10.0	76.013	44.230	0.150	0.042	39.539
10.0～15.0	74.845	45.906	0.161	0.044	34.138
15.0～18.1	75.568	45.031	0.161	0.045	33.523

附表 6-11　年平均降水量对土壤中有毒元素含量空间分布的影响范围

年平均降水量（mm）	土壤中有毒元素的平均含量（mg/kg）				
	铬	砷	镉	汞	铅
246.0～250.0	76.020	36.229	0.118	0.030	38.643
250.0～300.0	77.494	39.307	0.117	0.034	40.823
300.0～350.0	82.565	37.306	0.120	0.041	46.067
350.0～400.0	83.411	33.607	0.154	0.049	44.300
400.0～450.0	73.508	47.463	0.165	0.046	35.826
450.0～500.0	70.426	52.840	0.167	0.043	33.377
500.0～550.0	73.156	48.000	0.162	0.044	34.012
550.0～587.9	74.383	45.525	0.160	0.044	34.280

附表 6-12　植被类型对土壤中有毒元素含量空间分布的影响类型

植被类型		土壤中有毒元素的平均含量（mg/kg）				
类别	亚类	铬	砷	镉	汞	铅
针叶林	亚热带和热带山地针叶林	73.122	48.493	0.163	0.044	34.669
阔叶林	亚热带落叶阔叶林	63.160	23.084	0.096	0.026	72.356
阔叶林	亚热带季风常绿阔叶林	75.080	45.728	0.161	0.044	33.619
阔叶林	热带雨林	78.265	40.319	0.158	0.043	33.427
灌木	山地亚高山落叶阔叶灌木	82.516	31.933	0.109	0.034	52.146
灌木	山地亚高山硬叶常绿阔叶灌木	78.786	41.979	0.138	0.041	38.883
灌木	山地亚高山常绿针叶灌木	77.531	38.770	0.128	0.038	44.496
草原	典型温带丛生草草原	69.767	33.245	0.132	0.025	36.379
草原	高山草甸、苔草草甸	81.762	44.081	0.123	0.043	35.455
草地	羊茅高山草甸、杂类草草甸	79.281	42.784	0.125	0.041	33.727
高山植被	高山稀疏植被	77.328	37.220	0.126	0.038	48.242
耕作植被	一年生耐寒短生长期作物（无果树）	81.737	42.494	0.107	0.039	36.314
耕作植被	一年生谷物作物和耐寒经济作物、落叶果树园	78.587	43.741	0.127	0.042	34.358
耕作植被	一年生双季谷物作物、树木和经济林	75.721	44.696	0.160	0.044	33.553

附表 6-13　河流距离对土壤中有毒元素含量空间分布的影响范围

河流距离（m）	土壤中有毒元素的平均含量（mg/kg）				
	铬	砷	镉	汞	铅
0.90～1620.53	77.335	41.302	0.135	0.040	42.016
1620.53～3334.90	77.302	41.113	0.136	0.040	41.358
3334.90～5211.58	77.930	40.719	0.135	0.040	40.381
5211.58～7371.80	78.173	40.434	0.134	0.039	39.683
7371.80～10235.01	78.088	41.155	0.134	0.039	38.144

河流距离（m）	土壤中有毒元素的平均含量（mg/kg）				
	铬	砷	镉	汞	铅
10235.01～14179.74	77.344	46.316	0.145	0.043	34.489
14179.74～19420.02	72.520	50.121	0.159	0.044	34.155
19420.02～27933.49	71.083	50.727	0.164	0.044	34.554

附表 6-14　地貌类型对土壤中有毒元素含量空间分布的影响类型

地貌类型	土壤中有毒元素的平均含量（mg/kg）				
	铬	砷	镉	汞	铅
平原	81.936	40.479	0.025	0.039	35.997
高原	80.567	42.522	0.021	0.040	36.362
山丘	78.882	45.437	0.026	0.041	36.907
小幅度波动	78.670	42.633	0.027	0.039	34.542
中等幅度波动	76.804	38.868	0.029	0.038	43.973
大幅度波动	76.298	44.288	0.051	0.043	38.407
巨大波动	90.810	36.625	0.006	0.032	34.786

附表 6-15　海拔对土壤中有毒元素含量空间分布的影响范围

海拔（m）	土壤中有毒元素的平均含量（mg/kg）				
	铬	砷	镉	汞	铅
274～1000	76.791	42.965	0.159	0.044	33.484
1000～2000	75.302	45.237	0.161	0.045	33.659
2000～3000	74.753	46.097	0.161	0.044	34.341
3000～4000	76.752	42.662	0.146	0.042	40.511
4000～5000	77.941	40.723	0.131	0.039	40.953
5000～6000	78.880	39.321	0.118	0.037	42.827
6000～6628	91.242	38.005	0.097	0.029	34.512

附表 6-16　坡度对土壤中有毒元素含量空间分布的影响范围

坡度	土壤中有毒元素的平均含量（mg/kg）				
	铬	砷	镉	汞	铅
0～10.0	78.736	42.341	0.130	0.040	37.286
10.0～20.0	77.465	41.555	0.133	0.040	39.225
20.0～30.0	77.123	40.936	0.136	0.040	41.735
30.0～40.0	77.212	41.452	0.140	0.041	41.428
40.0～50.0	77.519	42.572	0.145	0.041	38.764
50.0～60.0	75.815	45.584	0.155	0.043	35.526
60.0～70.0	75.099	48.133	0.156	0.042	35.795
70.0～82.2	70.188	56.771	0.167	0.043	33.516

附表 6-17　居民人均纯收入对土壤中有毒元素含量空间分布的影响范围

居民人均纯收入（元）	土壤中有毒元素的平均含量（mg/kg）				
	铬	砷	镉	汞	铅
10396.25	83.148	45.338	0.121	0.046	31.630
10396.25～11295.63	84.373	40.394	0.101	0.035	38.283
11295.63～13664.96	76.367	36.657	0.123	0.035	47.693
13664.96～14868.28	70.665	49.119	0.167	0.046	39.771
14868.28～18472.66	83.892	30.425	0.128	0.039	40.368
18472.66～55752.00	75.203	45.964	0.162	0.045	35.188

附表 6-18　土地利用方式对土壤中有毒元素含量空间分布的影响范围

土地利用方式		土壤中有毒元素的平均含量（mg/kg）				
类别	亚类	铬	砷	镉	汞	铅
耕地	旱地	81.776	36.600	0.113	0.032	43.701
林地	林地	75.972	44.741	0.160	0.045	35.269

土地利用方式		土壤中有毒元素的平均含量（mg/kg）				
类别	亚类	铬	砷	镉	汞	铅
林地	灌木林	77.652	43.192	0.151	0.042	35.854
林地	疏林地	75.811	33.957	0.130	0.030	36.449
草地	高覆盖度草地	75.586	37.474	0.122	0.036	54.326
草地	中覆盖度草地	79.034	40.330	0.125	0.040	35.953
草地	低覆盖度草地	79.006	42.898	0.123	0.039	36.450
水域	运河	81.294	36.123	0.148	0.044	38.353
水域	湖泊	80.852	45.387	0.130	0.046	32.484
水域	永久性冰川积雪	71.750	54.765	0.156	0.042	33.548
水域	海滩地	83.886	42.627	0.129	0.041	32.109
城乡用地、工矿用地、住宅用地	农村居民点	82.837	38.052	0.112	0.032	30.726
未利用地	戈壁	71.909	34.551	0.127	0.022	27.079
未利用地	盐碱地	84.819	48.754	0.125	0.058	32.376
未利用地	沼泽地	82.336	46.852	0.122	0.047	31.790
未利用地	裸地	84.023	45.102	0.124	0.047	33.169
未利用地	裸岩地	78.861	39.114	0.127	0.039	44.811

附表 6-19　道路距离对土壤中有毒元素含量空间分布的影响范围

道路距离（m）	土壤中有毒元素的平均含量（mg/kg）				
	铬	砷	镉	汞	铅
0.05～1762.08	78.444	40.580	0.135	0.041	42.691
1762.08～3680.66	78.321	40.303	0.135	0.040	41.773
3680.66～5776.66	78.020	40.654	0.134	0.040	40.719
5776.66～8108.04	77.431	40.807	0.134	0.039	39.752
8108.04～11018.29	76.529	42.884	0.137	0.039	37.611

续表

道路距离（m）	土壤中有毒元素的平均含量（mg/kg）				
	铬	砷	镉	汞	铅
11018.28～14962.30	74.325	46.401	0.149	0.041	34.522
14962.29～19903.24	73.544	47.694	0.150	0.042	34.037
19903.23～28152.45	74.191	47.928	0.149	0.042	33.994

附表 6-20　矿山距离对土壤中有毒元素含量空间分布的影响范围

矿山距离（m）	土壤中有毒元素的平均含量（mg/kg）				
	铬	砷	镉	汞	铅
127.71～7122.19	78.128	39.896	0.120	0.039	46.777
7122.19～12440.33	78.610	38.198	0.124	0.037	40.206
12440.33～18966.73	79.488	38.762	0.136	0.040	40.399
18966.73～28906.17	76.655	47.165	0.156	0.045	37.119
28906.17～41365.66	71.621	51.949	0.165	0.043	33.521
41365.66～54308.56	73.176	47.870	0.162	0.044	34.092
54308.56～70294.46	74.770	44.919	0.160	0.045	34.232
70294.46～91706.46	77.651	41.693	0.159	0.044	33.361

附表 6-21　土壤全氮含量对土壤中有毒元素含量空间分布的影响范围

土壤全氮含量（g/kg）	土壤中有毒元素的平均含量（mg/kg）				
	铬	砷	镉	汞	铅
0.71～1.30	82.181	42.922	0.123	0.042	34.737
1.30～1.66	80.204	43.683	0.131	0.042	36.585
1.66～1.95	76.930	43.707	0.144	0.042	39.135
1.95～2.22	76.462	42.350	0.144	0.041	38.501
2.22～2.55	76.155	38.171	0.132	0.037	44.183
2.55～3.41	74.165	33.348	0.118	0.033	54.605

附表 6-22　土壤全磷含量对土壤中有毒元素含量空间分布的影响范围

土壤全磷含量（g/kg）	土壤中有毒元素的平均含量（mg/kg）				
	铬	砷	镉	汞	铅
0.36～0.56	77.398	45.671	0.1508	0.0453	33.567
0.56～0.62	78.475	45.082	0.1387	0.0432	34.454
0.62～0.67	78.389	42.309	0.1305	0.0398	38.656
0.67～0.72	76.65	40.224	0.1343	0.0379	41.677
0.72～0.77	76.455	39.023	0.1391	0.0391	45.484
0.77～1.03	76.78	34.747	0.1303	0.0368	51.62

附表 6-23　土壤全钾含量对土壤中有毒元素含量空间分布的影响范围

土壤全钾含量（g/kg）	土壤中有毒元素的平均含量（mg/kg）				
	铬	砷	镉	汞	铅
12.42～16.16	76.278	43.449	0.138	0.040	35.987
16.16～17.45	76.601	40.631	0.130	0.038	40.308
17.45～18.74	78.536	40.522	0.131	0.040	42.443
18.74～20.34	77.482	42.384	0.145	0.042	39.508
20.34～22.24	77.046	43.438	0.153	0.044	39.235
22.24～28.07	80.424	42.579	0.133	0.039	39.044

附表 6-24　各参数的敏感性分析

	砷		镉		铬		汞		铅	
	儿童									
非致癌风险	C_g	94%	C_g	93.70%	C_g	89.90%	C_g	98.90%	C_g	83.20%
	IR_g	4.20%	IR_g	5.70%	IR_g	9.60%	IR_g	0.80%	C_s	9.70%
	C_w	1.10%	BW	-0.20%	BW	-0.30%	BW	-0.10%	IR_g	6.50%
	C_s	0.30%	C_w	0.20%	C_s	0.10%	—	—	IR_s	0.30%
	BW	-0.20%	—	—	IR_s	0.10%	—	—	BW	-0.20%

续表

	砷		镉		铬		汞		铅	
	儿童									
	成人									
非致癌风险	C_g	75.60%	C_g	71.80%	C_g	61.60%	C_g	96.50%	C_g	69%
	BW		BW	−24.10%	BW	−33.30%	BW	−3%	BW	−26.80%
	C_w	2.60%	IR_g	3.40%	IR_g	4.70%	IR_g	0.40%	IR_g	3.40%
	IR_g	2.50%	C_w	0.40%	IR_s	0.10%	—	—	C_s	0.50%
致癌风险	儿童									
	C_g	94%	C_g	93.70%	C_g	89.90%	—		C_g	83.20%
	IR_g	4.20%	IR_g	5.70%	IR_g	9.60%	—		C_s	9.70%
	C_w	1.10%	BW	−0.20%	BW	−0.30%	—		IR_g	6.50%
	C_s	0.30%	C_w	0.20%	C_s	0.10%	—		IR_s	0.30%
	BW	−0.20%	C_w	−0.10%	IR_s	0.10%	—		BW	−0.20%
	成人									
	C_g-砷	75.60%	C_g-镉	71.80%	C_g	61.60%	—	—	C_g	69%
	BW		BW	−24.10%	BW	−33.30%	—	—	BW	−26.80%
	C_w-砷	2.60%	IR_g	3.40%	IR_g	4.70%	—	—	IR_g	3.40%
	IR_g	2.50%	C_w-镉	0.40%	IR_s	0.10%	—	—	C_s	0.50%

附表 6-25 重金属元素的单因子指数和内梅洛指数值

砷	镉	铬	汞	铅	内梅洛指数
0.38	0.94	0.20	0.01	0.42	0.72
0.32	0.59	0.22	0.01	0.35	0.46
0.45	0.60	0.30	0.01	0.20	0.48
0.36	0.73	0.40	0.01	0.27	0.57
0.73	0.65	0.50	0.02	0.37	0.61

砷	镉	铬	汞	铅	内梅洛指数
0.49	4.06	0.52	0.01	0.28	2.97
0.31	1.27	0.33	0.01	0.34	0.96
0.41	1.79	0.27	0.01	0.81	1.35
0.52	0.79	0.27	0.01	0.45	0.63
0.46	0.80	0.28	0.02	0.55	0.64
0.58	0.88	0.30	0.01	0.30	0.69
0.85	0.72	0.27	0.01	0.32	0.67
0.78	0.85	0.25	0.01	0.55	0.69
0.53	0.78	0.29	0.01	0.36	0.62
0.28	0.43	0.33	0.01	0.23	0.35
0.38	0.73	0.26	0.01	0.22	0.56
0.74	0.87	0.27	0.01	0.47	0.70
0.63	0.61	0.20	0.01	0.32	0.51
0.52	0.69	0.28	0.01	0.22	0.54
0.83	0.68	0.23	0.01	0.24	0.65
1.50	0.67	0.17	0.01	0.32	1.12
0.64	0.62	0.22	0.01	0.53	0.53
0.66	0.69	0.20	0.02	0.27	0.55
0.44	0.68	0.25	0.01	0.31	0.54
0.95	1.43	0.32	0.01	0.31	1.10
1.40	0.98	0.26	0.01	0.66	1.10
0.39	0.73	0.26	0.01	0.35	0.57
0.65	0.79	0.14	0.01	0.50	0.63
0.51	0.75	0.16	0.01	0.49	0.60
0.45	0.70	0.10	0.01	0.30	0.54

砷	镉	铬	汞	铅	内梅洛指数
0.28	0.57	0.11	0.01	0.29	0.44
1.30	0.93	0.19	0.01	4.86	3.58
0.87	1.34	0.31	0.01	6.94	5.09
0.80	0.82	0.29	0.01	2.31	1.74
1.52	0.93	0.29	0.02	4.31	3.21
0.60	0.53	0.41	0.01	0.31	0.50
0.56	0.55	0.23	0.01	0.72	0.59
1.84	1.15	0.31	0.02	1.38	1.46
0.44	0.69	0.31	0.02	0.41	0.56
0.67	0.60	0.29	0.02	0.51	0.56
0.66	0.50	0.25	0.01	0.24	0.52
0.72	0.90	0.34	0.02	0.92	0.77
0.49	0.54	0.26	0.01	0.47	0.46
0.47	0.74	0.23	0.01	0.29	0.58
0.41	0.50	0.28	0.02	0.25	0.41
0.49	0.53	0.31	0.01	0.26	0.44
0.43	0.55	0.23	0.01	0.25	0.44
0.46	0.50	0.25	0.01	0.43	0.43
0.48	0.43	0.28	0.01	0.16	0.39
0.50	0.45	0.28	0.01	0.16	0.40
0.59	0.51	0.23	0.01	0.23	0.47
0.50	0.66	0.26	0.01	1.03	0.81
0.56	0.60	0.28	0.01	0.24	0.49
0.67	0.53	0.24	0.01	0.33	0.54
0.41	0.44	0.28	0.01	0.30	0.37

砷	镉	铬	汞	铅	内梅洛指数
0.45	0.60	0.29	0.01	0.49	0.50
0.59	0.57	0.32	0.01	0.24	0.48
0.40	0.41	0.21	0.01	0.21	0.34

附表 6-26　重金属元素的污染因子和污染负荷指数值

砷	镉	铬	汞	铅	污染负荷指数
0.59	3.48	0.51	1.35	1.74	1.20
0.48	2.17	0.57	0.84	1.43	0.94
0.69	2.21	0.77	1.14	0.81	1.02
0.54	2.70	1.05	0.81	1.10	1.07
1.12	2.41	1.30	1.74	1.52	1.56
0.74	15.03	1.35	0.96	1.16	1.75
0.47	4.72	0.85	0.86	1.41	1.18
0.63	6.65	0.72	0.96	3.34	1.57
0.79	2.93	0.71	0.90	1.85	1.22
0.70	2.95	0.72	1.95	2.25	1.46
0.89	3.25	0.79	1.03	1.24	1.24
1.29	2.68	0.71	1.44	1.32	1.36
1.18	3.14	0.65	1.26	2.28	1.47
0.80	2.90	0.76	0.75	1.48	1.15
0.42	1.58	0.87	0.94	0.94	0.87
0.57	2.70	0.68	0.59	0.92	0.89
1.12	3.21	0.71	0.74	1.92	1.29
0.96	2.26	0.52	1.00	1.32	1.08
0.79	2.55	0.72	0.83	0.91	1.02

续表

砷	镉	铬	汞	铅	污染负荷指数
1.27	2.53	0.59	0.91	0.99	1.12
2.28	2.48	0.45	0.99	1.32	1.27
0.97	2.31	0.58	1.11	2.17	1.26
1.01	2.55	0.52	1.57	1.10	1.18
0.67	2.53	0.66	0.90	1.26	1.05
1.44	5.30	0.83	1.33	1.29	1.61
2.14	3.61	0.68	1.18	2.71	1.76
0.59	2.71	0.67	0.50	1.45	0.95
1.00	2.94	0.37	1.09	2.07	1.19
0.77	2.78	0.42	1.13	2.04	1.15
0.69	2.59	0.25	1.25	1.26	0.93
0.42	2.12	0.28	1.05	1.19	0.79
1.98	3.46	0.49	1.36	20.02	2.47
1.33	4.97	0.80	1.06	28.62	2.76
1.21	3.02	0.77	1.43	9.53	2.08
2.31	3.45	0.77	1.56	17.78	2.79
0.92	1.96	1.07	1.27	1.27	1.25
0.85	2.03	0.61	1.38	2.97	1.34
2.80	4.27	0.80	2.10	5.68	2.58
0.68	2.57	0.82	1.77	1.70	1.34
1.03	2.23	0.77	1.90	2.11	1.48
1.00	1.86	0.66	1.49	0.99	1.12
1.10	3.34	0.89	1.86	3.79	1.87
0.75	2.01	0.67	1.14	1.93	1.17
0.71	2.74	0.61	1.34	1.19	1.13

砷	镉	铬	汞	铅	污染负荷指数
0.63	1.84	0.73	2.41	1.03	1.16
0.74	1.95	0.82	0.96	1.06	1.04
0.66	2.06	0.60	1.03	1.04	0.97
0.70	1.86	0.66	1.18	1.79	1.13
0.73	1.58	0.73	0.87	0.66	0.86
0.76	1.68	0.73	1.01	0.66	0.91
0.90	1.90	0.61	1.04	0.97	1.01
0.77	2.43	0.68	1.31	4.26	1.48
0.85	2.21	0.72	1.39	1.01	1.14
1.02	1.95	0.63	1.42	1.36	1.19
0.63	1.64	0.73	1.27	1.24	1.03
0.68	2.23	0.75	0.82	2.03	1.14
0.90	2.11	0.83	0.84	1.00	1.06
0.61	1.52	0.56	1.04	0.85	0.86

附表 6-27　自然因素对重金属空间分布的影响

元素		海拔	年平均降水量	坡度	坡向	河流距离	年平均气温	植被类型	景观类型
砷	q 值	0.006**	0.126**	0.004**	0.002*	0.248**	0.018**	0.002	0.007
	地质因素	0.404							
镉	q 值	0.005**	0.093**	0.012**	0.001	0.126**	0.026**	0.048**	0.162**
	地质因素	0.472							
铬	q 值	0.108**	0.283**	0.027**	0.002*	0.173**	0.065**	0.074**	0.022**
	地质因素	0.754							
汞	q 值	0.026**	0.076**	0.005**	0.003**	0.320**	0.057**	0.030**	0.028**
	地质因素	0.545							
铅	q 值	0.008**	0.099**	0.017**	0.001	0.196**	0.014**	0.008**	0.034**
	地质因素	0.376							

附表 6-28　人为因素对重金属空间分布的影响

	元素	土壤全氮含量	土壤全钾含量	土地利用类型	矿山距离	居民人均纯收入	道路距离	土壤全磷含量
砷	q 值	0.010**	0.001	0.007**	0.122**	0.259**	0.170**	0.009**
	地质因素	0.577						
镉	q 值	0.006**	0.005**	0.008**	0.200**	0.641**	0.120**	0.003
	地质因素	0.98						
铬	q 值	0.021**	0.112**	0.046**	0.205**	0.396**	0.383**	0.012**
	地质因素	1.175						
汞	q 值	0.019**	0.009**	0.014**	0.085**	0.246**	0.090**	0.005**
	地质因素	0.468						
铅	q 值	0.010**	0.020**	0.007**	0.171**	0.477**	0.311**	0.014**
	地质因素	1.01						

附表 6-29　个体因素对重金属空间分布地质因素的影响

	元素	pH	体积重量	阳离子转换容量	有机碳	有机质	质地类型	地质类型
砷	q 值	0.006**	0.007**	0.004**	0.010**	0.049**	0.001	0.096**
	地质因素	0.172						
镉	q 值	0.012**	0.013**	0.015**	0.009**	0.011**	0.004	0.224**
	地质因素	0.284						
铬	q 值	0.047**	0.021**	0.041**	0.019**	0.097**	0.015**	0.474**
	地质因素	0.714						
汞	q 值	0.030**	0.007	0.008	0.008*	0.048**	0.011**	0.305**
	地质因素	0.402						
铅	q 值	0.017**	0.014**	0.018**	0.005**	0.050**	0.013**	0.095**
	地质因素	0.212						

附表 6-30　年平均气温值对土壤重金属含量空间分布的影响

土壤中重金属的平均含量（mg/kg）									
年平均气温	砷	年平均气温	镉	年平均气温	铬	年平均气温	汞	年平均气温	铅
[−2.0 , −0.157]	17.79	[−2.0 , 0.5]	0.256	[−2.0 , −0.074]	52.76	[−2.0 , 0.055]	0.030	[−2.0 , −0.358]	61.44
(−0.157 , 1.69]	18.92	(0.5 , 1.7]	0.230	(−0.074 , 1.64]	49.29	(0.055 , 1.83]	0.028	(−0.358 , 0.119]	105.80
(1.69 , 3.53]	18.93	(1.7 , 3.0]	0.256	(1.64 , 3.58]	55.71	(1.83 , 3.56]	0.027	(0.119 , 0.379]	92.67
(3.53 , 5.37]	19.25	(3.0 , 4.1]	0.252	(3.58 , 5.36]	54.46	(3.56 , 5.25]	0.028	(0.379 , 0.949]	74.75
(5.37 , 7.21]	19.58	(4.1 , 5.2]	0.232	(5.36 , 7.23]	57.70	(5.25 , 7.2]	0.029	(0.949 , 2.2]	104.16
(7.21 , 9.06]	19.40	(5.2 , 6.8]	0.245	(7.23 , 9.03]	54.86	(7.2 , 8.95]	0.030	(2.2 , 4.93]	84.38
(9.06 , 10.9]	23.14	(6.8 , 10.9]	0.215	(9.03 , 10.9]	60.29	(8.95 , 10.9]	0.033	(4.93 , 10.9]	92.12

附表 6-31　土壤全磷含量对重金属空间分布的影响范围

土壤中重金属的平均含量（mg/kg）									
土壤全磷含量	砷	土壤全磷含量	镉	土壤全磷含量	铬	土壤全磷含量	汞	土壤全磷含量	铅
[0.47 , 0.65]	18.61	[0.47 , 0.552]	0.271	[0.47 , 0.64]	52.80	[0.47 , 0.65]	0.028	[0.47 , 0.64]	77.47
(0.65 , 0.70]	19.44	(0.552 , 0.649]	0.239	(0.64 , 0.68]	53.46	(0.65 , 0.70]	0.028	(0.64 , 0.68]	78.37
(0.70 , 0.73]	19.73	(0.649 , 0.761]	0.241	(0.68 , 0.721]	52.69	(0.70 , 0.73]	0.028	(0.68 , 0.721]	83.63
(0.73 , 0.76]	19.84	(0.761 , 0.894]	0.239	(0.721 , 0.762]	54.57	(0.73 , 0.76]	0.029	(0.721 , 0.762]	91.30
(0.76 , 0.79]	19.17	(0.894 , 1.05]	0.246	(0.762 , 0.802]	54.63	(0.76 , 0.79]	0.029	(0.762 , 0.802]	88.20
(0.79 , 0.82]	18.30	(1.05 , 1.23]	0.274	(0.802 , 0.843]	54.61	(0.79 , 0.82]	0.028	(0.802 , 0.843]	99.23
(0.82 , 1.23]	18.89	[0.47 , 0.552]	0.271	(0.843 , 1.23]	57.60	(0.82 , 1.23]	0.029	(0.843 , 1.23]	118.65

附表 6-32　居民人均纯收入变化幅度对土壤重金属含量空间分布的影响

土壤中重金属的平均含量（mg/kg）									
居民人均纯收入	砷	居民人均纯收入	镉	居民人均纯收入	铬	居民人均纯收入	汞	居民人均纯收入	铅
[5320，5480]	16.28	[5320，5480]	0.222	[5320，5480]	60.65	[5320，5480]	0.030	[5320，5480]	79.81
(5480，6420]	19.31	(5480，6500]	0.262	(5480，6420]	42.98	(5480，6500]	0.027	(5480，6420]	52.59
(6420，6500]	25.70	(6500，6730]	0.525	(6420，6500]	60.36	(6500，6730]	0.024	(6420，6500]	312.21
(6500，6760]	16.08	(6730，7030]	0.190	(6500，6760]	59.53	(6730，7030]	0.032	(6500，6760]	67.31
(6760，7430]	20.51	(7030，7550]	0.181	(6760，7430]	56.02	(7030，7550]	0.029	(6760，7430]	67.88
(7430，9260]	17.65	(7550，9260]	0.262	(7430，9260]	59.65	(7550，9260]	0.024	(7430，9260]	54.95
(9260，11200]	22.12	(9260，11120]	0.212	(9260，11200]	47.25	(9260，11120]	0.030	(9260，11200]	108.30

附表 6-33　坡向变化幅度对土壤重金属含量空间分布的影响

土壤中重金属的平均含量（mg/kg）									
坡向变化幅度	砷	坡向变化幅度	镉	坡向变化幅度	铬	坡向变化幅度	汞	坡向变化幅度	铅
[-1，50.5]	18.82	[-1，50.5]	0.240	[-1，45.6]	54.15	[-1，50.5]	0.028	[-1，45.6]	84.97
(50.5，102]	19.23	(50.5，102]	0.247	(45.6，90.4]	53.98	(50.5，102]	0.028	(45.6，90.4]	92.32
(102，154]	19.55	(102，154]	0.237	(90.4，144]	53.27	(102，154]	0.029	(90.4，144]	91.34
(154，205]	19.03	(154，205]	0.241	(144，199]	54.96	(154，205]	0.029	(144，199]	88.44
(205，257]	19.20	(205，257]	0.240	(199，250]	54.60	(205，257]	0.029	(199，250]	93.38
(257，308]	19.34	(257，308]	0.238	(250，304]	54.14	(257，308]	0.029	(250，304]	87.14
(308，360]	18.96	(308，360]	0.241	(304，360]	54.20	(308，360]	0.028	(304，360]	87.25

附表 6-34　坡度变化幅度对土壤重金属含量空间分布的影响

土壤中重金属的平均含量（mg/kg）									
坡度变化幅度	砷	坡度变化幅度	镉	坡度变化幅度	铬	坡度变化幅度	汞	坡度变化幅度	铅
[0 , 9.87]	18.80	[0 , 10.3]	0.231	[0 , 9.9]	51.26	[0 , 13.2]	0.028	[0 , 12.1]	76.29
(9.87 , 16.5]	18.71	(10.3 , 16.9]	0.237	(9.9 , 16.4]	52.53	(13.2 , 18.3]	0.028	(12.1 , 16.7]	75.31
(16.5 , 22.5]	18.75	(16.9 , 22.4]	0.234	(16.4 , 22.2]	53.36	(18.3 , 22.2]	0.028	(16.7 , 21.3]	77.83
(22.5 , 27.6]	19.37	(22.4 , 27.5]	0.235	(22.2 , 27.6]	53.74	(22.2 , 26]	0.028	(21.3 , 25.9]	89.10
(27.6 , 33.1]	19.55	(27.5 , 32.9]	0.243	(27.6 , 33.1]	55.19	(26 , 29.6]	0.029	(25.9 , 30.5]	95.45
(33.1 , 40.9]	19.47	(32.9 , 41.4]	0.260	(33.1 , 41.8]	57.39	(29.6 , 33.3]	0.029	(30.5 , 35.1]	102.09
(40.9 , 64.6]	19.76	(41.4 , 64.6]	0.275	(41.8 , 64.6]	60.01	(33.3 , 64.6]	0.029	(35.1 , 64.6]	109.79

附表 6-35　有机质对土壤重金属含量空间分布的影响范围

土壤中重金属的平均含量（mg/kg）									
有机质	砷	有机质	镉	有机质	铬	有机质	汞	有机质	铅
[0 , 56]	20.89	[0 , 56]	0.254	[0 , 56]	57.10	[0 , 56]	0.029	[0 , 56]	96.87
(56 , 56.2]	19.10	(56 , 56.2]	0.231	(56 , 56.2]	48.31	(56 , 56.2]	0.029	(56 , 56.2]	92.78
(56.2 , 60.8]	19.01	(56.2 , 60.8]	0.230	(56.2 , 60.8]	50.05	(56.2 , 60.8]	0.028	(56.2 , 60.8]	88.99
(60.8 , 88.8]	20.03	(60.8 , 88.8]	0.240	(60.8 , 88.8]	55.48	(60.8 , 88.8]	0.029	(60.8 , 88.8]	100.47
(88.8 , 93]	17.15	(88.8 , 93]	0.253	(88.8 , 93]	55.71	(88.8 , 93]	0.027	(88.8 , 93]	51.14
(93 , 97.2]	19.70	(93 , 97.2]	0.232	(93 , 97.2]	58.47	(93 , 97.2]	0.031	(93 , 97.2]	125.29
(97.2 , 99.6]	16.97	(97.2 , 99.6]	0.256	(97.2 , 99.6]	59.35	(97.2 , 99.6]	0.028	(97.2 , 99.6]	74.33

附表 6-36　阳离子转换容量对土壤中重金属含量空间分布的影响范围

土壤中重金属的平均含量（mg/kg）									
阳离子转换容量	砷	阳离子转换容量	镉	阳离子转换容量	铬	阳离子转换容量	汞	阳离子转换容量	铅
[9.6，15.6)	17.75	[9.60，12]	0.274	[9.6，13.4]	51.62	[9.6，13.4]	0.026	[9.6，19.1]	63.18
(15.6，19.2]	18.77	(12，14.9]	0.221	(13.4，17.2]	56.60	(13.4，17.2]	0.028	(19.1，21.3]	76.13
(19.2，22.5]	19.54	(14.9，18.6]	0.250	(17.2，21]	57.55	(17.2，21]	0.029	(21.3，23.5]	90.04
(22.5，25.2]	19.39	(18.6，23.3]	0.251	(21，24.8]	55.12	(21，24.8]	0.028	(23.5，25.8]	94.56
(25.2，27.6]	19.21	(23.3，29]	0.243	(24.8，28.6]	54.05	(24.8，28.6]	0.028	(25.8，28]	98.08
(27.6，30.3]	19.03	(29，36.2]	0.218	(28.6，32.4]	50.45	(28.6，32.4]	0.029	(28，30.2]	101.08
(30.3，36.2]	19.03			(32.4，36.2]	47.54	(32.4，36.2]	0.030	(30.2，36.2]	85.30

附表 6-37　有机碳对土壤重金属含量空间分布的影响范围

土壤中重金属的平均含量（mg/kg）									
有机碳	砷	有机碳	镉	有机碳	铬	有机碳	汞	有机碳	铅
[6.40，22.7]	18.61	[6.40，16.1]	0.260	[6.40，22.7]	54.20	[6.40，9.64]	0.021	[6.40，16.1]	65.03
(22.7，29]	19.27	(16.1，25.8]	0.238	(22.7，29]	53.62	(9.64，14.5]	0.026	(16.1，25.8]	87.69
(29，35.6]	20.01	(25.8，35.5]	0.252	(29，35.6]	56.27	(14.5，21.8]	0.029	(25.8，35.5]	94.90
(35.6，41.2]	19.73	(35.5，45.3]	0.243	(35.6，41.2]	55.72	(21.8，32.9]	0.029	(35.5，45.3]	94.15
(41.2，45.6]	19.35	(45.3，55]	0.233	(41.2，45.6]	54.39	(32.9，49.4]	0.028	(45.3，55]	82.56
(45.6，52.1]	18.46	(55，64.7]	0.229	(45.6，52.1]	54.06	(49.4，74.4]	0.028	(55，64.7]	86.65
(52.1，74.4]	18.65	(64.7，74.4]	0.211	(52.1，74.4]	51.04	[6.40，9.64]	0.021	(64.7，74.4]	90.68

附表 6-38 土壤容重对重金属含量空间分布的影响

土壤中重金属的平均含量（mg/kg）									
土壤容重	砷	土壤容重	镉	土壤容重	铬	土壤容重	汞	土壤容重	铅
[7.31 , 8.03]	20.14	[7.31 , 8.35]	0.221	[7.31 , 8.37]	51.10	[7.31 , 8.39]	0.028	[7.31 , 8.03]	94.84
(8.03 , 8.83]	18.90	(8.35 , 9.05]	0.235	(8.37 , 8.81]	53.98	(8.39 , 9.04]	0.028	(8.03 , 8.83]	81.47
(8.83 , 9.70]	19.28	(9.05 , 9.73]	0.248	(8.81 , 9.25]	54.05	(9.04 , 9.68]	0.029	(8.83 , 9.70]	96.04
(9.70 , 10.7]	19.61	(9.73 , 10.4]	0.246	(9.25 , 9.69]	55.77	(9.68 , 10.4]	0.028	(9.70 , 10.7]	96.03
(10.7 , 11.7]	18.15	(10.4 , 11]	0.255	(9.69 , 10.1]	54.06	(10.4 , 11.1]	0.028	(10.7 , 11.7]	68.99
(11.7 , 12.9]	17.85	(11 , 11.7]	0.216	(10.1 , 10.6]	51.41	(11.1 , 11.8]	0.030	(11.7 , 12.9]	44.93
		(11.7 , 12.9]	0.222	(10.6 , 12.9]	56.69	(11.8 , 12.9]	0.028		

附表 6-39　土壤 pH 对土壤中重金属含量空间分布的影响范围

土壤中重金属的平均含量（mg/kg）									
pH	砷	pH	镉	pH	铬	pH	汞	pH	铅
[6.05 , 6.38]	20.38	[6.05 , 6.38]	0.221	[6.05 , 6.38]	49.70	[6.05 , 6.38]	0.031	[6.05 , 6.38]	102.62
(6.38 , 6.72]	18.97	(6.38 , 6.72]	0.236	(6.38 , 6.59]	51.02	(6.38 , 6.72]	0.029	(6.38 , 6.71]	97.89
(6.72 , 7.05]	19.03	(6.72 , 7.05]	0.245	(6.59 , 6.80]	54.34	(6.72 , 7.05]	0.028	(6.71 , 6.99]	93.75
(7.05 , 7.38]	19.35	(7.05 , 7.38]	0.251	(6.80 , 7.00]	54.52	(7.05 , 7.38]	0.028	(6.99 , 7.30]	84.23
(7.38 , 7.71]	19.21	(7.38 , 7.71]	0.250	(7.00 , 7.21]	55.26	(7.38 , 7.71]	0.029	(7.30 , 7.59]	69.43
(7.71 , 8.05]	18.12	(7.71 , 8.05]	0.215	(7.21 , 7.42]	56.29	(7.71 , 8.05]	0.029	(7.59 , 7.90]	68.89
(8.05 , 8.38]	18.53	(8.05 , 8.38]	0.282	(7.42 , 8.38]	57.91	(8.05 , 8.38]	0.023	(7.90 , 8.38]	47.45

附表6-40　年平均降水量对土壤重金属含量空间分布的影响范围

土壤中重金属的平均含量（mg/kg）									
年平均降水量	砷	年平均降水量	镉	年平均降水量	铬	年平均降水量	汞	年平均降水量	铅
[414，438]	20.31	[414，439]	0.203	[414，435]	48.49	[414，439]	0.029	[414，438]	96.28
(438，457]	20.85	(439，463]	0.217	(435，453]	52.46	(439，463]	0.029	(438，457]	107.43
(457，475]	21.57	(463，488]	0.231	(453，471]	54.46	(463，488]	0.029	(457，475]	125.54
(475，489]	19.72	(488，513]	0.277	(471，489]	56.45	(488，513]	0.028	(475，489]	115.35
(489，500]	17.40	(513，538]	0.255	(489，507]	61.68	(513，538]	0.028	(489，500]	78.39
(500，510]	15.54	(538，563]	0.247	(507，525]	54.65	(538，563]	0.024	(500，510]	47.21
(510，588]	18.67	(563，588]	0.243	(525，588]	40.23	(563，588]	0.023	(510，588]	54.35

附表6-41　土壤全钾含量对重金属空间分布的影响范围

土壤中重金属的平均含量（mg/kg）									
土壤全钾含量	砷	土壤全钾含量	镉	土壤全钾含量	铬	土壤全钾含量	汞	土壤全钾含量	铅
[14.5，17.4]	19.36	[14.5，17.4]	0.244	[14.5，16.2]	54.60	[14.5，166]	0.027	[14.5，17.4]	70.85
(17.4，18.2]	19.03	(17.4，18.2]	0.231	(16.2，17.8]	54.07	(16.6，17.9]	0.028	(17.4，18.2]	71.54
(18.2，18.8]	19.07	(18.2，18.8]	0.238	(17.8，19.4]	56.73	(17.9，19.1]	0.029	(18.2，18.8]	86.85
(18.8，19.3]	19.16	(18.8，19.3]	0.248	(19.4，21]	55.38	(19.7，20.4]	0.029	(18.8，19.3]	95.76
(19.3，20]	18.83	(19.3，20]	0.245	(21，22.6]	48.18	(20.4，21.7]	0.028	(19.3，20]	98.30
(20，21.2]	19.28	(20，21.2]	0.248	(22.6，24.3]	40.98	(21.7，23]	0.028	(20，21.2]	106.65
(21.2，25.9]	19.35	(21.2，25.9]	0.232	(24.3，25.9]	33.73	(23，25.9]	0.027	(21.2，25.9]	95.19

附表 6-42　土壤全氮含量对重金属空间分布的影响范围

土壤中重金属的平均含量（mg/kg）									
土壤全氮含量	砷	土壤全氮含量	镉	土壤全氮含量	铬	土壤全氮含量	汞	土壤全氮含量	铅
[0.79 , 1.30]	18.30	[0.79 , 1.30]	0.273	[0.79 , 1.40]	49.40	[0.79 , 1.30]	0.025	[0.79 , 1.30]	60.35
(1.30 , 1.80]	18.68	(1.30 , 1.80]	0.234	(1.40 , 1.85]	52.58	(1.30 , 1.80]	0.029	(1.30 , 1.80]	87.39
(1.80 , 2.31]	19.84	(1.80 , 2.31]	0.249	(1.85 , 2.31]	55.88	(1.80 , 2.31]	0.029	(1.80 , 2.31]	98.70
(2.31 , 2.81]	19.59	(2.31 , 2.81]	0.243	(2.31 , 2.71]	56.11	(2.31 , 2.81]	0.029	(2.31 , 2.81]	96.60
(2.81 , 3.32]	18.81	(2.81 , 3.32]	0.235	(2.71 , 3.21]	53.68	(2.81 , 3.32]	0.028	(2.81 , 3.32]	82.36
(3.32 , 3.82]	18.38	(3.32 , 3.82]	0.239	(3.21 , 3.67]	53.08	(3.32 , 3.82]	0.028	(3.32 , 3.82]	76.98
(3.82 , 4.33]	19.70	(3.82 , 4.33]	0.220	(3.67 , 4.33]	51.71	(3.82 , 4.33]	0.028	(3.82 , 4.33]	112.55

附表 6-43　海拔模型对土壤重金属含量空间分布的影响范围

土壤中重金属的平均含量（mg/kg）									
海拔	砷	海拔	镉	海拔	铬	海拔	汞	海拔	铅
[3180 , 3510]	21.31	[3180 , 3480]	0.243	[3180 , 3640]	61.79	[3180 , 3510]	0.032	[3180 , 3510]	114.20
(3510 , 3840]	18.98	(3480 , 3820]	0.227	(3640 , 3970]	58.35	(3510 , 3840]	0.030	(3510 , 3840]	88.67
(3840 , 4180]	19.12	(3820 , 4180]	0.240	(3970 , 4250]	56.37	(3840 , 4180]	0.029	(3840 , 4180]	83.07
(4180 , 4510]	18.81	(4180 , 4590]	0.242	(4250 , 4500]	55.69	(4180 , 4510]	0.028	(4180 , 4510]	82.81
(4510 , 4840]	19.15	(4590 , 5020]	0.248	(4500 , 4760]	54.53	(4510 , 4840]	0.028	(4510 , 4840]	90.80
(4840 , 5170]	19.55	(5020 , 5510]	0.229	(47600 , 5030]	51.89	(4840 , 5170]	0.029	(4840 , 5170]	100.18
(5170 , 5510]	18.68	—	—	(5030 , 5510]	46.46	(5170 , 5510]	0.028	(5170 , 5510]	76.69

附表 6-44　道路距离对土壤重金属含量空间分布的影响范围

土壤中重金属的平均含量（mg/kg）									
道路距离	砷	道路距离	镉	道路距离	铬	道路距离	汞	道路距离	铅
[1.11 , 5.68]	34.63	[1.11 , 80.2]	0.248	[1.11 , 68.5]	59.15	[1.11 , 5.68]	0.027	[1.11 , 30.6]	205.93
(5.68 , 20.2]	26.15	(80.2 , 153]	0.286	(68.5 , 142]	57.16	(5.68 , 20.2]	0.032	(30.6 , 45.9]	81.67
(20.2 , 66.1]	18.22	(153 , 254]	0.198	(142 , 261]	49.77	(20.2 , 66.1]	0.027	(45.9 , 67.6]	54.92
(66.1 , 212]	18.96	(254 , 422]	0.205	(261 , 425]	43.71	(66.1 , 212]	0.029	(67.6 , 106]	52.27
(212 , 674]	19.03	(422 , 708]	0.204	(425 , 676]	36.34	(212 , 674]	0.028	(106 , 163]	65.36
(674 , 2140]	13.60	(708 , 1060]	0.194	(676 , 1070]	31.44	(674 , 2140]	0.026	(163 , 247]	96.07
		(1060 , 2140]	0.171	(1070 , 2140]	31.27	—		(247 , 2140]	68.63

附表 6-45　河流距离对土壤重金属含量空间分布的影响

土壤中重金属的平均含量（mg/kg）									
河流距离	砷	河流距离	镉	河流距离	铬	河流距离	汞	河流距离	铅
[89.6 , 1710]	24.99	[89.6 , 3210]	0.216	[89.6 , 1020]	59.29	[89.6 , 1020]	0.035	[89.6 , 225]	105.16
(1710 , 3090]	20.78	(3210 , 6340]	0.218	(1020 , 3620]	48.26	(1020 , 3620]	0.031	(225 , 564]	139.42
(090 , 5650]	19.47	(6340 , 9460]	0.290	(3620 , 6210]	51.50	(3620 , 6210]	0.028	(564 , 1410]	202.12
(5650 , 8250]	17.41	(9460 , 12600]	0.284	(6210 , 8810]	60.12	(6210 , 8810]	0.026	(1410 , 3520]	107.11
(8250 , 10600]	16.55	(12600 , 15700]	0.223	(8810 , 11400]	59.28	(8810 , 11400]	0.026	(3520 , 8790]	86.23
(10600 , 14200]	17.48	(15700 , 18800]	0.224	(11400 , 14000]	55.81	(11400 , 14000]	0.026	(8790 , 22000]	55.17
(14200 , 22000]	17.40	(18800 , 22000]	0.213	(14000 , 22000]	53.48	(14000 , 22000]	0.026	—	—

附表 6-46 矿山距离对土壤重金属含量空间分布的影响范围

土壤中重金属的平均含量（mg/kg）									
矿山距离	砷	矿山距离	镉	矿山距离	铬	矿山距离	汞	矿山距离	铅
[1040，5280]	23.19	[1040，4890]	0.222	[1040，5330]	58.85	[1040，5280]	0.033	[1040，5280]	111.85
(5280，7080]	21.14	(4890，7480]	0.221	(5330，7570]	55.40	(5280，7080]	0.029	(5280，7080]	159.28
(7080，8870]	18.91	(7480，9600]	0.215	(7570，9650]	53.67	(7080，8870]	0.028	(7080，8870]	80.61
(8870，10700]	19.20	(9600，11900]	0.237	(9650，11900]	56.01	(8870，10700]	0.029	(8870，10700]	79.73
(10700，12500]	18.37	(11900，15000]	0.284	(11900，14900]	53.64	(10700，12500]	0.028	(10700，12500]	59.30
(12500，14300]	17.67	(15000，19000]	0.383	(14900，18500]	51.07	(12500，14300]	0.027	(12500，14300]	58.11
(14300，24300]	15.23	(19000，24300]	0.204	(18500，24300]	26.58	(14300，24300]	0.026	(14300，24300]	53.03

附表 6-47 土地利用类型对土壤重金属含量空间分布的影响范围

土壤中重金属的平均含量（mg/kg）					
土地利用类型	砷	镉	铬	汞	铅
耕地类型	17.72	0.238	51.39	0.027	58.23
花园类型	19.29	0.235	56.03	0.029	91.78
林地类型	18.40	0.240	53.96	0.028	77.56
草原类型	20.24	0.219	65.75	0.032	83.07
城市用地类型	19.65	0.255	50.21	0.028	96.42

附表 6-48 植被类型对土壤重金属含量空间分布的影响范围

土壤中重金属的平均含量（mg/kg）					
植被类型	砷	镉	铬	汞	铅
针叶林类型	19.32	0.223	56.77	0.030	97.71
灌木丛类型	19.16	0.240	53.89	0.028	83.69
高山植被类型	19.19	0.237	48.72	0.028	98.06
耕作植被类型	17.00	0.234	53.64	0.024	47.30
草甸类型	18.82	0.303	59.74	0.027	87.85
其他类型	19.50	0.194	42.83	0.028	88.81

附表 6-49　地质类型对土壤中重金属含量空间分布的影响范围

土壤中重金属的平均含量（mg/kg）					
地质类型	砷	镉	铬	汞	铅
泥盆纪	16.53	0.334	68.56	0.027	112.90
三叠纪	20.66	0.213	58.33	0.033	110.51
侏罗纪	17.82	0.284	45.95	0.026	55.13
白垩纪	18.12	0.221	50.80	0.027	53.13
火成岩	21.09	0.224	45.82	0.027	107.67

附表 6-50　景观类型对土壤中重金属含量空间分布的影响范围

土壤中重金属的平均含量（mg/kg）					
景观类型	砷	镉	铬	汞	铅
平原	18.95	0.175	47.07	0.032	58.46
台地	19.87	0.193	45.11	0.029	91.52
丘陵	19.45	0.190	46.17	0.029	80.18
小起伏丘陵	19.26	0.237	53.50	0.028	65.60
中等起伏丘陵	19.52	0.211	53.54	0.029	78.51
大起伏丘陵	18.56	0.288	55.79	0.028	110.37

附表 6-51　质地类型对土壤重金属含量空间分布的影响范围

土壤中重金属的平均含量（mg/kg）					
质地类型	砷	镉	铬	汞	铅
粉土	15.02	0.303	61.87	0.026	41.38
壤质粉黏土	19.35	0.238	57.69	0.029	103.95
壤质黏土	19.18	0.232	52.51	0.028	73.18
粉质黏土	19.13	0.244	54.42	0.029	94.09

附表 6-52　因子作为预测变量的选择

砷	镉	铅
年平均降水量	矿山距离	居民人均纯收入
河流距离	地质类型	道路距离
道路距离	河流距离	年平均降水量
矿山距离	居民人均纯收入	地质类型
居民人均纯收入	道路距离	矿山距离
地质类型	景观类型	河流距离

反侵权盗版声明

电子工业出版社依法对本作品享有专有出版权。任何未经权利人书面许可，复制、销售或通过信息网络传播本作品的行为；歪曲、篡改、剽窃本作品的行为，均违反《中华人民共和国著作权法》，其行为人应承担相应的民事责任和行政责任，构成犯罪的，将被依法追究刑事责任。

为了维护市场秩序，保护权利人的合法权益，我社将依法查处和打击侵权盗版的单位和个人。欢迎社会各界人士积极举报侵权盗版行为，本社将奖励举报有功人员，并保证举报人的信息不被泄露。

举报电话：（010）88254396；（010）88258888

传　　真：（010）88254397

E-mail： dbqq@phei.com.cn

通信地址：北京市万寿路 173 信箱
　　　　　电子工业出版社总编办公室

邮　　编：100036